特殊儿童音乐治疗丛书

听障儿童的音乐治疗

北京市残疾人康复服务指导中心
王芳菲 唐瑶瑶 编著

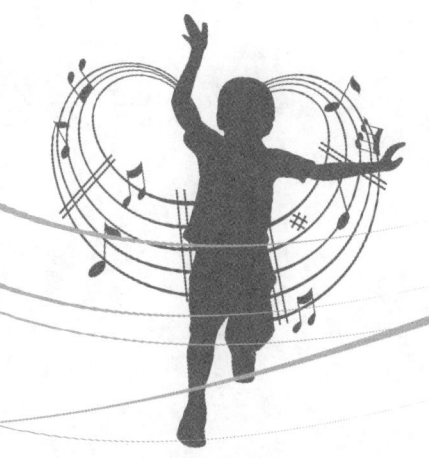

华夏出版社
HUAXIA PUBLISHING HOUSE

序　言

　　王芳菲、唐瑶瑶编著的《听障儿童的音乐治疗》是北京市残疾人康复服务指导中心组织的《特殊儿童音乐治疗丛书》继《脑瘫儿童的音乐治疗》之后的第二本特殊儿童音乐治疗应用手册。本书分五章介绍了音乐治疗、听力障碍、音乐治疗在听障儿童中具体应用的流程、活动方案和实例，并附有一系列音乐治疗过程中的档案文件。结构简洁明了，层次清晰，是工作于特殊儿童的专业人士和家长使用音乐体验帮助孩子的很好的工作手册和参考书。

　　近些年来，随着音乐治疗专业在我国的发展，相关书籍有些许问世，但理论性的较多，应用性、指导性的较少，这本书是一个很好的补充。书中语言流畅，表述清晰，配上可爱的卡通插图，较之一些译著、理论专著语言艰深难懂的特点，这本书让人感到平易、轻松，由此也会对音乐治疗感到更加亲近吧。

　　第四章"听障儿童的音乐治疗活动"中，作者整理了个人治疗经验中效果较好的音乐活动供读者了解、参考和学习。孩子们的困

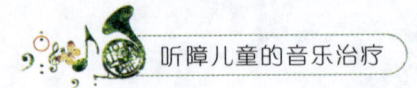

难、需要各不相同，评估、制定不同的治疗目标——为之设计治疗性音乐活动——步骤清晰地执行活动，这是音乐治疗规范的工作流程。其中治疗目标的制定和设计治疗活动，尤其体现音乐治疗师个人的经验判断和音乐性、创造性水平。即使同一位治疗对象，不同的音乐治疗师为其制定的目标、设计的活动可能很不同，呈现出不同的活动效果和艺术性。这也是音乐治疗师专业素质中，创造和再创造能力的重要体现。

也正因如此，作者强调了书中介绍的这些活动可以有很多调适和创造空间，提供给读者的是音乐治疗的思路和参考，切莫像操作机器那样照使用说明书去执行。机器是死的，照着说明书正确操作，它就会有唯一正确的"反应"；而音乐治疗的对象是人，他们是在与我们"互动"，更有其情绪、行为上不同的反应，这些反应又需要治疗师做出进一步反应、互动。因此，使用本书的读者，当你做好了必要的准备工作，面对眼前的孩子时，头脑中就不要再想"书上怎么说的"了；打开心去感受孩子，当你打开了自己，他/她就会让你感受到他/她。

王芳菲硕士毕业于日本东京艺术大学音乐治疗专业，是八〇后一代海外学习音乐治疗的留学生中最早回国从事临床工作的一位。日本的音乐治疗学始于20世纪60年代，是亚洲音乐治疗发展较早、较先进的国家，在音乐治疗应用于特殊儿童、老年人及精神疾患领域较早，积累了丰富的经验。芳菲回国的时候，即使在北京，作为音乐治疗师工作、发展的条件、机会比起现在也要冷僻和艰难很多，而她确定地选择回来，并且选择面对有各种困难的特殊儿童和他们的家长，为他们提供专业帮助。从与其他治疗师和特教老师的协作，到面向社会开展介绍音乐治疗的科普讲座，芳菲将她接受过的专业训练运用于治疗中，并在将音乐治疗应用于我国康复机构的模式中进行了实践的探索和推进。

我国音乐治疗规范的教学开始于中央音乐学院音乐治疗中心，唐瑶瑶就是头几届的本科生，并继续读取了央院音乐治疗的硕士，是我国自己培养的第一批音乐治疗专业人员，到治疗机构踏实地从事一线工作，将音乐治疗服务于社会。工作以来，瑶瑶又利用业余时间经历了五六年不间断的学习，完成了 Lisa Summer 博士执教的"音乐引导想象（GIM）"技术的专项培训，很快将成为美国音乐与想象协会（AMI）认证的 GIM 治疗师。音乐引导想象（GIM）方法是音乐治疗中较早发展完善的音乐心理治疗方法的一支，对学员受训过程中在音乐感受性、心理治疗技术、个人治疗与自我成长等多方面都有严格要求。如业内人士所知，完成 GIM 培训的作业量相当于拿下音乐治疗的另一个硕士学位。瑶瑶的修毕可见她在专业深造上投入的热忱和坚持，并且在职业助人者的人格素质上得到了更好的完善。

这两位音乐治疗师的成长是我国音乐治疗专业人员中有代表性的，也体现了我们现在音乐治疗的职业水平。临床工作是繁忙的，加之个人的继续深造学习，再将工作经验集结成书与大家分享，难得两位年轻人如此勤奋和努力进取，这也让我们感受到我国音乐治疗事业蒸蒸日上之蓬勃生机。感谢她们的贡献!

愿本书传递给更多人音乐疗愈的力量。

刘明明

中央音乐学院音乐治疗中心

二〇一七年一月二十三日

前　言

很荣幸《特殊儿童音乐治疗丛书》第一册《脑瘫儿童的音乐治疗》出版后，能够得到行业内外人士的认可和支持。第一本书的出版不仅帮助我们积累了写作经验，读者们的支持更增加了我们继续写作的信心。

今年我们编写了丛书的第二册《听障儿童的音乐治疗》。这本书延续了上一册的整体结构框架，同样以五部分的框架来进行编写，内容包括：音乐治疗理论知识、康复对象类别及症状介绍、针对康复类别的音乐治疗、代表性音乐治疗活动范例以及案例介绍。

为了力求本书的严谨和客观，我们特别邀请了音乐治疗、医学及康复学领域的资深学者和专家帮忙审稿，帮助我们修改和完善了本书的内容。在这个过程中，各位老师渊博的学识和力求完美的敬业精神让我们深受感动，使我们受益良多，借此机会，我们也向各位参与审稿的专家表达深深的谢意。由于时间仓促及笔者经验所限，书中难免有疏漏不周之处，敬请各界专家读者们谅解并给予宝贵意见，我们将在后续的编写及再版中不断进行修正、丰富和完善。衷心希望能够借此书抛砖引玉，迎来更多的交流、探讨与合作。

王芳菲、唐瑶瑶

二〇一七年一月二十三日

目 录
CONTENTS

第一章 音乐治疗 / 1
 一、音乐治疗的定义 / 1
 二、音乐的治疗效果 / 4
 三、特殊儿童音乐治疗的对象及特点 / 8

第二章 听障儿童 / 10
 一、听力障碍的定义 / 10
 二、听力障碍的分类 / 10
 三、听力障碍的主要病因 / 11
 四、听力障碍的分级 / 12
 五、听力障碍对儿童发展的影响 / 13
 六、助听设备 / 16

第三章 听障儿童与音乐治疗 / 20
 一、音乐治疗对于听障儿童的意义 / 20
 二、听障儿童音乐治疗的目标及方法 / 22

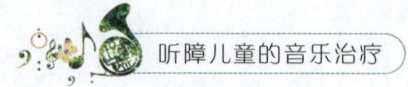

　　三、 听障儿童音乐治疗的程序 / 25

第四章　听障儿童的音乐治疗活动 / 33

　　一、 活动名称——"声音过山车" / 33

　　二、 活动名称——"高音和低音" / 36

　　三、 活动名称——"走走停停" / 37

　　四、 活动名称——"寻宝达人" / 39

　　五、 活动名称——"各种各样的'啊'" / 40

　　六、 活动名称——"你来猜一猜" / 42

　　七、 活动名称——"沙蛋击鼓" / 45

　　八、 活动名称——"手偶合唱团" / 46

　　九、 活动名称——"小鼓手" / 47

　　十、 活动名称——"木琴组合" / 49

　　十一、 活动名称——"奇妙卡祖笛" / 50

　　十二、 活动名称——"口风琴演奏" / 52

　　十三、 活动名称——"钟声乐团" / 54

　　十四、 活动名称——"快乐刷刷歌" / 56

　　十五、 活动名称——"钢琴弹奏" / 58

　　十六、 活动名称——"我们一起来画形状" / 60

　　十七、 活动名称——"七彩指挥棒" / 62

　　十八、 活动名称——"划小船" / 64

　　十九、 活动名称——"看图填词" / 66

　　二十、 活动名称——"歌曲律动" / 68

第五章　听障儿童音乐治疗的案例分享 / 70

个案1：淘淘（化名）/ 70

　一、治疗准备阶段 / 70

　二、治疗实施阶段 / 80

　三、治疗评价阶段 / 87

个案2：小乐（化名）/ 93

　一、治疗准备阶段 / 93

　二、治疗实施阶段 / 104

　三、治疗评价阶段 / 109

附　件 / 117

　附表1：儿童音乐治疗前调查问卷 / 117

　附表2：听障儿童音乐治疗初步评估表 / 118

　附表3-1：个体音乐治疗方案 / 123

　附表3-2：团体音乐治疗方案 / 124

　附表4-1：个体音乐治疗记录表 / 125

　附表4-2：团体音乐治疗记录表 / 127

　附表5：听障儿童音乐治疗阶段性评估表 / 128

　附表6：个案报告发表出版知情同意书 / 133

后　记 / 135
参考文献 / 137

第一章　音乐治疗

一、音乐治疗的定义

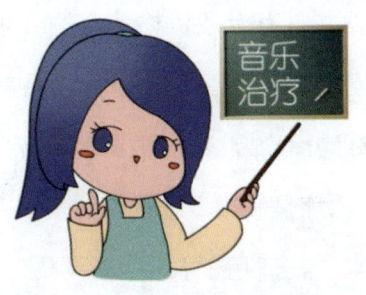

作为音乐治疗师，我们在工作和生活中经常被人问起"什么是音乐治疗？"对于这个问题，其实很难用一两句话解释清楚，虽不至于长篇大论，但也往往要进行举例说明甚至现场展示才能使对方明白音乐治疗是什么。即便如此，我们所说明和展示的也只是音乐治疗诸多流派的冰山一角。音乐治疗有太多的定义，不同的国家，不同的文化背景，不同的理论取向（例如人本主义、行为主义、精神分析等），以及在不同领域和场所（学校、特殊教育机构、医院、康复机构、养老院等)工作的音乐治疗师们会给出完全不同的解释。美国天普大学(Temple University)的音乐治疗学教授肯尼斯·布鲁夏(Kenneth Bruscia)甚至专门写了一本书,来介绍音乐治疗的定义。在我们编著的这本《听障儿童的音乐治疗》中,无法把所有音乐治疗的定义拿来进行介绍,在此就以最具代表性的,也是最早将音乐治疗进行学科化和系统化的美国音乐治疗协会,以及布鲁夏教授所给出的定义为例尝试对音乐治疗进行释义。

美国音乐治疗协会(American Music Therapy Association,AMTA)对于音乐治疗进行了如下诠释:"音乐治疗是指经由完成音乐治疗专业训练课程,并具有专业资格认证的音乐治疗师,在临床上以音乐治疗理论为基础,通过音乐的干预和具有治疗性的关系来达到个体化的治疗目标的治疗方法。"根据美国音乐治疗协会对于音乐治疗的定义,"音乐治疗是利用音乐来改善个体在身体、情感、认知和社交等方面的需求,其适用于各个年龄阶层,并且是一种已建立的促进健康的职业。音乐治疗的干预可应用于管理压力、减轻疼痛、表达情感、增强记忆、改善沟通、促进身体康复等方面"。(AMTA,2013)① 请注意以上定义中的关键词:音乐治疗师、音乐的干预、治疗性的关系、个体化目标。

再来看看美国著名音乐治疗学家布鲁夏(Bruscia,1989)教授给出的定义:"音乐治疗是一个系统的干预过程,在这个过程中,治

---

① 美国音乐治疗协会官方网站 http://www.musictherapy.org/about/quotes/

疗师利用各种形式的音乐体验,以及在治疗过程中发展起来的、作为治疗动力的治疗关系来帮助治疗对象达到健康的目的。"① 这里出现的关键词是"治疗师、系统的干预过程、各种形式的音乐体验、治疗关系"。当我们把布鲁夏的定义与美国音乐治疗协会的定义进行对照,就不难发现两者的定义都不约而同强调了"音乐治疗师""音乐的干预""治疗关系"这三个部分,而布鲁夏则更是强调了干预的"系统性"。让我们来思考一下这些关键词分别代表了什么。

系统的干预过程:指的是音乐治疗的科学性。音乐治疗的过程是具有科学性和严谨性的,它包括了评估、制定治疗方案、实施治疗、记录治疗过程、进行疗效评价等一系列步骤和流程。这也决定了音乐治疗的执行者必须是接受过专业训练的人员。

音乐体验的各种形式:一方面强调了在音乐治疗中,"音乐"是治疗师主要的治疗工具;另一方面指出音乐治疗活动形式是十分丰富、多样化的,其活动形式包括了音乐聆听、歌曲演唱、舞蹈律动、音乐游戏、乐器演奏、音乐创作、音乐绘画等各种形式。治疗师可以采用不同的活动形式,对治疗对象实施其个体化的治疗。

治疗关系:指的是音乐治疗师与治疗对象(又称来访者)以及音乐这三个要素之间的关系。三者缺一不可,互相影响,只有这三者之间建立了良好的关系,才会实现最优的治疗效果。

---

① *Defining Music Therapy*. Kenneth E. Bruscia Barcelona Publishers.

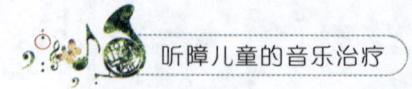

因此，当音乐治疗师被问及"什么是音乐治疗"时，通常会以这三个要素来进行说明。同时，通过这三个要素我们还可以判断和鉴别哪些音乐活动属于音乐治疗，哪些活动只是音乐娱乐或音乐教育性质的。

二、音乐的治疗效果

当人们第一次听到"音乐治疗"这个词时往往会提出这样的问题："为什么音乐能治病？难道音乐是一种魔法？"说音乐是魔法确实有些夸张，但是音乐的确是一种力量强大的治疗工具。多年来，经过无数音乐治疗工作者的不断研究和临床实践，现今已经有大量研究结果可以证明音乐能够对人的生理、心理和社会行为产生强烈而深远的影响。

（一）音乐对人心理的影响

音乐可以对人的心理产生作用。最显著的一点就是音乐能够对人的情感产生强烈的影响。甚至可以说，音乐就是一种情感的语言。我们常常听到这些描述："音乐能够改变人的情绪，诱发情感，释放情绪，让人兴奋，让人安静，净化心灵。"

对于音乐为什么能够影响人的情绪，很多学者进行了相关研究。其中一个研究观点来自 I. A. Taylor 和 F. Paperte 两位学者，他们认为音乐构造的动力与情感的动力相一致，所有音乐都能够调动人的情感。音乐是一种流动（进行着）的声音，在这种流动的过程中呈现出各种变化，如快慢、强弱、高低、行止等。这些声音流动的变化就是一种动力，这种动力与情感的动力相似。这就是之所以音乐能够引发情感变化的原因。音乐不是表达某种特定的感情，而是通过音乐的动力引发人们各种各样的感情。我们经常会看到这样一种现象，音乐能够诱发出一种我们现在没有的记忆和情感。例如，患有阿尔茨海默病的老年人，听到某一首曲子会突然想起年轻时的事情。这种表现被认为是由于伴随着情感的引发，血液的流动得到了改善，使得脑部的功能实现了短暂的正常化。[①]

唱歌、演奏音乐还是一种非常好的释放和发泄情绪的方式。卡拉OK之所以风靡全世界，就是因为它提供了一个帮助人们释放情绪和压力的方式和场所。除此之外，音乐还可以安抚悲伤的情绪，对积极正向的情绪给予支持，提升自信和满足感，提供想象的空间，帮助人们探索和认知自我。

(二) 音乐对人的社会行为的影响

在音乐治疗中分为个体治疗和团体（小组）治疗两种形式。个体与团体的区别主要体现在治疗对象的人数上，并不考虑是否包含音乐治疗师。但是，即使是个体治疗，若考虑治疗师的存在，其实严格意义上来说已经不是"个体"治疗，而是两个人（治疗师与治疗对象）的小组治疗了。换句话说，音乐治疗的形式从一开始就是

[①] 村井靖儿. 音乐疗法的基础（日文版）. 音乐之友（出版）社，2005：51-53.

以团体为前提的。因为有了对方的存在，彼此才能更加了解自我，两个人的关系，形成了一种"社会"。

在教会唱赞美歌，在学校唱校歌，运动会中唱进行曲，以及每当人们唱起国歌的时候，音乐都能够制造一种特定的氛围和情绪，把所有团体成员的心凝聚到一起，产生一体感。当团体中的听众听到演奏者的演奏，并为之鼓掌喝彩时，演奏者会由此产生一种满足感。因此，团体音乐活动不仅能够培养集体意识和社会性，更能帮助人们产生满足感和价值感。在团体音乐治疗中，组员们可以通过观察其他成员以及治疗师来掌握活动的要领，增加参与的积极性，与他人展开互动。这充分说明团体活动更有利于社会化的学习。

在音乐的社会功能中，特别重要的一点是能够减少自我表达的恐惧感。大多数的音乐治疗对象都很不擅长在团体中表达自己，因此很多人回避团体活动。音乐治疗中的即兴演奏技术能够帮助那些不擅长用言语表达自我的人通过声音和音乐这种非语言的方式来表达自己的情绪，与他人建立沟通。很多特殊儿童的音乐治疗案例表明，当治疗对象通过音乐活动学会了如何进行自我表达后，在日常生活中会变得更加积极、更有行动力。在音乐治疗中，比起被动聆听的接受式音乐治疗方法，以演奏为主的互动式音乐治疗方法被更多地应用，这就是因为演奏这种行为直接与自我表达相关联。

由此可见，团体音乐治疗能够为治疗对象提供一个愉快的、自如的社交环境。通过乐器合奏、音乐游戏、合唱等团体音乐活动，能够提高治疗对象的沟通能力、合作能力、表达能力，为他们提供一个自我展示的平台。

（三）音乐对人体生理功能（神经系统）的影响

研究表明，在自主神经系统功能方面，音乐作为一种刺激信号可以激发神经递质释放，通过作用于下丘脑—脑垂体—肾上腺轴（HPA 轴）而影响人体的自主神经系统和内分泌系统，从而对人体各系统的功能产生重要的影响。这些系统包括：心血管系统（心脏、血液、血压），运动系统（骨骼、肌肉），呼吸系统，泌尿系统，新陈代谢/生物能以及生化过程，皮肤系统，体温调节（包括内部体温和皮温），免疫系统（免疫球蛋白、白细胞），中枢神经系统（大脑和脊髓），平衡（前庭反应），本体感觉等。音乐对上述这些系统的影响包括：兴奋作用（即增强功能）、抑制作用、镇静作用、刺激作用（激发）、审美作用、治疗作用、偏置作用（对灵敏度反应的影响）等。[①]

在 20 世纪 90 年代末期，研究人员、临床音乐治疗师以及神经学和脑科学家根据音乐对于神经系统的影响，逐步归纳和建立了一种新的音乐治疗方法——神经音乐治疗（Neurologic Music Therapy,

---

① *The Music Effect – Music Physiology and Clinical Applications.* Danie J. Schneck and Dorita S. Berger. 128 – 129.

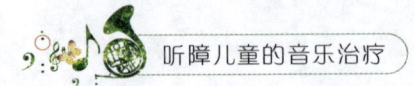

NMT)。NMT作为音乐治疗中的一套标准化技术,用于解决神经系统疾病相关的临床目标(Thaut,2005年)。①

三、特殊儿童音乐治疗的对象及特点

音乐治疗的领域非常广泛,它包括了特殊儿童领域(如智力障碍儿童、孤独症儿童),精神疾病领域(如神经症、精神分裂症等),老年领域(老年痴呆、临终关怀等),综合医院领域(如疼痛控制、情感支持)等。除了可以服务于有身心疾病的人群,音乐治疗同样可以应用于亚健康人群及健康人群的放松减压以及自我照顾。本书所涉及的内容就属于音乐治疗中的特殊儿童领域。

(一)特殊儿童领域音乐治疗的对象

特殊儿童领域音乐治疗的主要对象是患有不同类型和不同程度的身心障碍儿童,例如智力障碍儿童、听力障碍儿童、肢体障碍儿童、孤独症儿童、感觉障碍儿童等。同时,特殊儿童音乐治疗领域的对象不仅是各类特殊儿童,更应该包括特殊儿童的家长。家长是与儿童最亲近的人,也是与儿童朝夕相处的人。因此,家长对于儿童的影响不可忽视。笔者曾接触过的一部分特殊儿童所反映出的心理及行为问题,并不来自其病症,而是来自家长的教养方式。因此,

---

① Thaut, M. H. Rhythm, *Music*, *and the Brain*. New York & London: Taylor and Francis Group. 2005.

音乐治疗师应尽量邀请家长与儿童一起参与音乐治疗活动，以便在活动过程中进行讲解和示范，帮助家长们从中学习一些音乐治疗的理念和方法，将其带回家庭，将音乐治疗中的干预与家庭中的干预进行良好的对接，以实现持续干预的效果。同时，在条件允许的情况下（如果家长能够把儿童托付给其他监护人，例如儿童的爷爷奶奶等亲属或幼儿园的老师），家长们每个星期可以只用一个小时左右的时间来参加团体音乐治疗活动，音乐治疗师将帮助家长们调节情绪、减轻压力。若家长的情绪状态调整良好，孩子的情绪和行为也将受到十分积极的影响。

（二）特殊儿童领域音乐治疗的主要特点

特殊儿童领域音乐治疗最主要的特点是教育与康复的结合，我们也可以称之为"疗育"。也就是说，音乐治疗师的任务不仅仅是改善儿童的各种身心问题和症状，伴随着儿童不断成长，教育相关的内容也要融入音乐治疗过程中，帮助儿童学习和掌握基本的生存技能和常识，拥有健康的心理状态，为长大后能够顺利融入社会打好基础。

第二章　听障儿童

一、听力障碍的定义

听力障碍也称听力损失，指各种原因导致人的听觉困难，听不到或听不清环境及言语声。造成听力障碍的原因及听力障碍发生的时间、性质、程度等各不相同。声音从外耳传至大脑形成听觉需要经过一系列复杂的传递和加工过程，与此过程相关的任何组织、器官的病变、功能异常都可能引起听力障碍。[①]

二、听力障碍的分类

1. 根据造成听力障碍的病变部位，可以将听力障碍划分为：传导性听力障碍，感音神经性听力障碍（感音性听力障碍、神经性听力障碍、中枢性听力障碍），混合型听力障碍（中内耳病变同时存

---

① 中国聋儿康复研究中心．胡向阳．听障儿童全面康复．1．北京科学技术出版社，2012．

在，影响声波传导与感受所造成的听力障碍称为混合型听力障碍）。

2. 根据听力障碍发生的时间，可以将听力障碍划分为：先天性听力障碍和后天性听力障碍。

先天性听力障碍是语前听力障碍，发生在儿童言语能力形成前，比语后听力障碍对儿童言语、语言能力发展的损害要严重很多。

一般来讲，听力障碍发生的时间越早、程度越重，儿童言语、语言等能力发展受到的损害越大。[1]

三、听力障碍的主要病因

1. 先天性听力障碍的病因

先天性听力障碍中约有一半与遗传因素有关。除遗传因素外，导致先天性听力障碍的原因还包括：宫内感染、孕妇甲状腺功能低下等疾病或使用耳毒性药物以及接触放射性物质等。新生儿黄疸、新生儿溶血病、新生儿窒息等也可造成先天性听力障碍。

2. 后天性听力障碍的病因

后天性听力障碍是指出生后发生的听力障碍。后天性听力障碍的常见原因有传染性疾病、使用耳毒性药物、外伤等。导致听力障碍的常见传染病包括：脑脊髓膜炎、猩红热、白喉、伤寒、斑疹伤寒、风疹、流行性感冒和腮腺炎、麻疹、水痘等。部分后天性

---

[1] 中国聋儿康复研究中心．胡向阳．听障儿童全面康复．北京科学技术出版社，2012：1-2.

听力障碍也与遗传因素密切相关,如人体携带突变的线粒体基因12s rRNA,又使用氨基糖苷类药物时就极易导致听力障碍。

3. 传导性听力障碍的病因

中耳炎在儿童中的发病率较高,常引起传导性听力障碍。

4. 感音神经性听力障碍的病因

儿童脑外伤极易引起感音神经性听力障碍。慢性中耳炎经久不愈亦可导致感音神经性听力障碍。长期暴露在高噪声环境下不采取任何防护措施会导致永久性的听力障碍。[①]

四、听力障碍的分级

听力残疾是一种程度严重的永久性听力障碍,听力障碍的分级是着眼于听力障碍对人的功能性影响而进行的分类。当听力障碍的严重程度达到法定标准,持续影响到患者的日常活动和社会功能时,就可以认定为听力残疾。为强调儿童听力健康的重要性,世界卫生组织在规定听力残疾标准时将成人听力残疾定义为:优听耳 0.5kHz、1kHz、2kHz 和 4kHz 四个频率永久性非助听听阈级平均值 ≥41dB HL,而将儿童听力残疾定义为:较好耳 0.5kHz、1kHz、2kHz 和 4kHz 四个频率永久性非助听听阈级平均值 ≥31dB HL。随着人们关于听力损失对儿童发展影响的关注,目前越来越多的学者建议:只要儿童听力损

---

① 中国聋儿康复研究中心. 胡向阳. 听障儿童全面康复. 北京科学技术出版社, 2012: 1-2.

失高于 15dB HL 或者单耳存在听力损失时就应及时给予关注和干预。

世界卫生组织（WHO）1997 年公布的听力损失程度分级标准

（500Hz、1000Hz、2000Hz、4000Hz）

分级	听力损失程度	听阈均值（dB HL）
Ⅰ	轻度	26～40
Ⅱ	中度	41～60
Ⅲ	重度	61～80
Ⅳ	极重度	80 以上

2010 年，我国颁布了《残疾人残疾分类和分级》（GB/T 26341—2010），对听力残疾评定标准进行了规定：

我国听力残疾分级标准

听力损失程度（dB HL）	听力残疾等级
>90	一级
81～90	二级
61～80	三级
41～60	四级

注：摘自《残疾人残疾分类和分级》，(GB/T 26341—2010)[1]。

五、听力障碍对儿童发展的影响

"十聋九哑"形象地反映了听力障碍对儿童言语、语言能力的影响。另一方面，听力障碍特别是先天听力障碍对儿童发展的影响远

---

[1] 中国聋儿康复研究中心．胡向阳．听障儿童全面康复．北京科学技术出版社，2012：2-3．

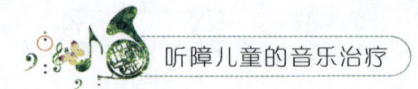

远超出言语、语言。

听力障碍对儿童发展的影响主要体现在以下方面。

(一) 听障儿童的言语和语言发展

1. 言语表现为：发音不清，音量不当，音色或音质不好，语调、声调不准或缺乏，语流不畅或语速不当。

2. 语言表现为：

语义方面——词汇量小且进步缓慢，对成语、比喻、多义词的理解困难。

语法方面——平均语句长度（MLU）比同龄健听儿童短，交流中使用的语法结构较简单，使用简单句多，经常发生语法错误。较少应用副词、连词等具有语法功能的词汇。

语用方面——不擅长表达交流意愿，不遵守交流规则，不擅使用修补技巧，表达不清时不会变换表述方式，而是不断重复自己的老话。

语音方面——言语清晰度通常较差，有的还表现出言语流畅度方面的问题。

(二) 听障儿童的认知发展

认知指个体了解与认识世界的一系列心理活动，是智力活动的基础。认知发展的内容十分丰富，包括感知觉、注意、记忆、思维、想象、言语、创造力、问题解决等多个方面。

听力障碍影响儿童的交流能力和运用语言进行思维的能力，因而会影响听障儿童的认知能力，但听力障碍并不必然导致儿童认知发展异常，在给予及时、有效干预的情况下，听障儿童同样遵循健听儿童的认知发展规律，能够获得与健听儿童一样的认知能力。

（三）听障儿童的个性、社会性发展

个性反映儿童作为个体的心理特征，社会性反映儿童作为社会成员的适应状态。个性和社会性发展包括：情感情绪的发展、人际认知的发展、自我意识的发展、自我控制与调节的发展、同伴友谊关系的发展、社会行为的发展、道德能力的发展等。

由于听力障碍，听障儿童言语、语言能力发展滞后，获取外部信息和表达自身意愿的途径不畅，交流中难免遇到情绪困扰和情感挫折，进而引发个性、社会性发展问题。

20世纪90年代初，国内学者李绍珠等人对听障儿童的性格和社会性发展特点进行了概括，认为听障儿童有以下性格特点：脾气倔强，好冲动、好动、好奇，易受暗示，模仿性强。在社会性发展方面，听障儿童常表现出：伙伴范围狭窄，社会交往欠缺，社会常识贫乏。

近年来的研究认为，听障儿童的人格发展同时存在外显和内隐两类问题。外显问题表现为：存在注意力缺陷或者行为过于活跃。内隐问题表现为：自我评价低，有自卑、焦虑和孤独感等。在社会性发展方面，听障儿童由于语言发展迟缓，造成内部注意发展水平低，自我意识能力差，难以准确地剖析自己和他人的思维、情感体验等。因为交往能力差，交往中存在不同程度的对人焦虑，听障儿童的社会适应能力明显低于健听儿童。

考察听障儿童个性、社会性发展同样需要注意在不同的干预条件下，听障儿童的个性和社会性发展会呈现出不同的状况。美国学者尼古拉斯（Nicholas）和吉斯（Geers）等人曾研究报告，5岁以前接受人工耳蜗植入的听障儿童社会心理状况发展良好。几年来，人们已普遍认同，在给予及时干预的情况下，听障儿童的个性、社会性发展与健听儿童并无显著差别。[①]

六、助听设备

1. 助听器

对听力损失≥40dB HL 的听障儿童，应及时选配合适的耳背式助听器，并在课堂上使用听觉辅助装置，如 FM 系统。

助听器是一个电声放大器，可以将声信号进行不同程度的放大，直到适应人耳朵需要的强度。主要由传声器（麦克风），放大器，接收器（耳机），电池，各种音量、音调调控旋钮等电声学器件组成。传声器（麦克风）接收声音并把它转化为电波形式，放

[①] 中国聋儿康复研究中心. 胡向阳. 龙墨. 刀维洁. 卢晓月. 听障儿童全面康复. 北京科学技术出版社，2013：4-10.

大器将传声器转换好的电信号放大,接收器(耳机)将放大后的电信号再转换成声信号,送入外耳,这时的声信号与声源相似,但已被放大。①

2. **人工耳蜗**

对于重度、极重度听力障碍的儿童,选配助听器无效或者效果甚微,可选择植入人工耳蜗,重建听力。

人工耳蜗是一种为重度、极重度听力障碍的成人或儿童重建听力的电子装置。人工耳蜗能把声信号转变为电信号直接刺激听神经纤维,从而产生听觉。人工耳蜗也称为电子耳蜗、仿生耳、电子仿生耳等。市场上人工耳蜗品种繁多,以下三家公司的产品在全球占有绝大部分市场:澳大利亚的 Cochlear 公司,美国的 Advanced Bionics 公司,奥地利的 MED – EL 公司。

各种人工耳蜗产品在设计细节上有差异,但工作原理基本相同。基本由以下几个主要部分组成:体外的麦克风、言语处理器、传送线圈和通过手术植入体内的接收器–刺激器、电极。麦克风拾取声信号,将声信号转换成电信号;言语处理器对拾取的电信号进行分析、编码,通过传送线圈输入体内;接收器–刺激器对传进来的编码信号进行解码,转换成相应的电刺激传入埋植于耳蜗内的电极;电极处产生电流作用于螺旋神经节细胞,产生神经动作电位,经听

---

① 中国聋儿康复研究中心. 胡向阳. 龙墨. 刀维洁. 卢晓月. 听障儿童全面康复. 北京科学技术出版社,2012:89.

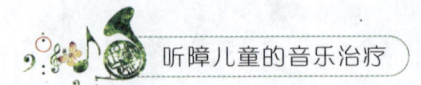

神经中枢端传入脑干的耳蜗核,并经中枢听觉通路传入听觉皮层,产生听觉。①

3. 其他听觉植入装置

(1) 骨锚式助听器 (bone-anchored hearing aids, BAHA)

骨锚式助听器是一种基于声音骨传导路径的植入式助听器,是骨式助听器的一种特殊类型。1996 年 BAHA 正式通过美国 FDA 的认证,开始应用于传导性和混合性听力障碍人群。2002 年,FDA 将 BAHA 的适用范围扩展至单侧感音神经性听力损失人群。BAHA 性能优越、植入过程简单,在国外已经广泛使用。近年来逐步进入国内市场。

BAHA 主要包括三个组成部分:一个钛质的植入螺钉,一个外部连接桥基和一个可拆分的声音处理器。钛质螺钉需通过手术植入颅骨内,而声音处理器则通过卡口式连接固定于桥基上,易于安装和拆卸。其工作原理是声音处理器拾取环境中的声刺激,经电磁转换后通过植入颅骨内的钛质螺钉引起高效震动,最终刺激内耳和听神经产生听力。

(2) 震动声桥 (vibrant soundbridge, VSB)

震动声桥是一种新型的部分植入式中耳助听器。它通过放大听骨链的机械震动来直接驱动中耳的植入体,进而向耳蜗传输放大了

---

① 中国聋儿康复研究中心. 胡向阳. 龙墨. 刀维洁. 卢晓月. 听障儿童全面康复. 北京科学技术出版社,2012:98.

的信号,相对于声信号,利用机械能量能为内耳传递更为准确和更高质量的信号。

(3)听觉脑干植入(audiotory brainstem implant,ABI)

听觉脑干植入是将电极植入到第四脑室外侧隐窝内,越过耳蜗和听神经直接刺激脑干耳蜗核复合体的听神经元产生听觉。适用于耳蜗和耳蜗神经畸形的听障儿童,以及耳蜗植入手术失败的听障者。另外,也可用于脑膜炎后丧失听觉且影像资料显示耳蜗骨化的听障者和蜗神经缺失的听障儿童。[①]

本章简要介绍了听力障碍的基本知识,读者若想了解更多关于听力障碍的内容,可以参考相关专业书籍。

---

① 中国聋儿康复研究中心. 胡向阳. 龙墨. 刀维洁. 卢晓月. 听障儿童全面康复. 北京科学技术出版社,2012:104-107.

第三章　听障儿童与音乐治疗

一、音乐治疗对于听障儿童的意义

我们了解到听障儿童经由助听器和人工耳蜗这类辅助设备的帮助已经能够实现声音的聆听。接下来，听障儿童需要学习和适应这些辅助设备。同时，我们也认识到听障儿童在言语和语言发展、认知发展以及个性和社会性发展方面均有待开发和改善。而音乐治疗恰好能够帮助听障儿童在这些领域进行改善。

1. 在言语和语言发展方面

音乐与语言具有许多相似的特征：音乐的基本元素如音高、节奏、旋律、音色、强弱、长短等与言语的特征十分相似。然而，音乐的表达强度却比言语更加强烈，可以说音乐是言语的强化。音乐的结构、旋律以及节奏能够帮助听障儿童增强对于言语模式的意识，帮助儿童学习和适应自然言语的节奏。音乐活动中涵盖了大量的言语元素，歌曲中的歌词、音乐活动中的指令和言语互动能够帮助儿童自然而然地进行聆听和言语表达。

音乐具有语言和非语言的双重沟通功能，对于尚且无法用言语交流的儿童，音乐活动能够帮助他们体验到愉快和被接纳的氛围，从而提高儿童对于声音的注意力和感知能力，促使儿童主动进行声音的模仿，积极参与音乐活动。当儿童充分浸染在声音和音乐的环境中，儿童的交流意愿也被充分激发出来。

2. 在认知发展、个性以及社会性发展方面

音乐活动符合儿童的心理特点，儿童的特征是好奇心强，活泼好动，喜爱模仿和做游戏，注意力维持时间较短。音乐活动能提供丰富的音乐游戏、夸张的表现方式、多样有趣的乐器和快乐的氛围，能够持续吸引儿童的注意力，帮助儿童在一种放松和专注的状态下进行学习。

音乐是一种提供多感官信息的媒介，乐器的形状、色彩、材质、音响能够刺激儿童的视觉、听觉、触觉、运动觉、平衡觉、空间知觉、时间知觉等感觉器官，帮助儿童感受声音和音乐。多感官的刺激有利于促进儿童感知能力和认知能力的发展。

音乐活动能够为听障儿童提供轻松、快乐的环境，帮助儿童在放松的状态和氛围中得到训练，获得成就感。通过小组音乐治疗，能够帮助儿童学习等待、轮流、合作、分享、竞争、聆听指令、自我表达等社交技能，增强儿童的自信。

综上可见，音乐治疗能够成为一种有效的干预方式，帮助听障儿童在听力、言语、情绪、认知、社交能力等方面进行改善和提高。

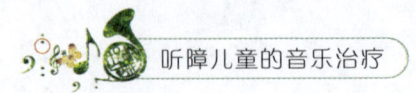

二、听障儿童音乐治疗的目标及方法

（一）听障儿童的音乐治疗目标

听障儿童的音乐治疗目标包括以下几个方面：

1. 帮助听障儿童进行听力训练，培养良好的听觉习惯，提高对于声音的听辨能力，包括声音的有无、声源方位、声音的特性（大小、高低、长短等）、不同的音色等。

2. 帮助听障儿童进行言语训练，学习控制气息、改善发音，激发儿童发声的主动性，提高言语表达能力。

3. 调节听障儿童的情绪，消除训练疲劳，提高自信。

4. 提高听障儿童的专注力、认知能力，激发想象力和创造力。

5. 提高听障儿童的运动能力和肢体协调能力。

6. 培养良好的社交能力，帮助听障儿童减少不适当行为。

7. 指导听障儿童的家长学习音乐亲子活动方法，把治疗延伸到日常生活中。

8. 帮助听障儿童的家长进行音乐减压放松，调节情绪状态。

（二）听障儿童音乐治疗的方法

1. 听障儿童音乐治疗的组织形式

听障儿童音乐治疗的形式包括：个体治疗、小组治疗、亲子治疗和家长治疗。

2. 环境设置与管理

良好的声学环境，使听障儿童能够更加专注和投入地聆听声音及音乐。除了使用必要的、专业的声学处理设施之外，推荐在地上铺上软垫或者地毯等方法，以减少过多的噪音与混响对聆听的影响。

室内物品的布置和摆放应充分考虑儿童的安全，应避免儿童磕碰到尖角或锋利的物品导致受伤。与音乐治疗活动无关的物品不要放在儿童视线之内，避免在治疗中分散儿童的注意力。在使用乐器（特别是吹奏乐器）时要注意卫生管理，使用前后应使用酒精棉片进行消毒。在使用乐器的时候也要注意安全管理，防止儿童受伤。

3. 听障儿童音乐治疗活动方式

听障儿童音乐治疗的活动方式包括：发声练习、声音听辨练习、歌唱、乐器演奏、音乐游戏、舞蹈律动等。

4. 音乐的选择和使用

在听障儿童的音乐治疗中，音乐的使用应遵循由简单到复杂、由慢速到快速的原则。尽量选择节奏和旋律简单、清晰的音乐和歌曲。最初以慢速和中速的音乐为主，帮助儿童理解音乐的结构。在歌唱开始时，不要加伴奏，在聆听器乐演奏时，尽量选择独奏乐器，以免儿童在聆听时感觉混乱，抓不住聆听的重点。

5. 乐器的选择和使用

比起使用录音设备播放音乐，听障儿童对治疗师现场演奏乐器更感兴趣，也更愿意参与。在听障儿童的音乐治疗中使用乐器同样要遵循由简单到复杂，由单个乐器到多个乐器的使用原则。首先让

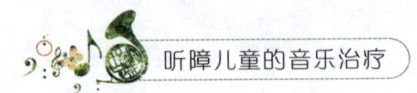

儿童单独聆听每一种乐器的声音，之后再逐渐加入其他乐器，把多种乐器的声音放在一起。这样能够帮助儿童分辨不同乐器的音色及合奏的声音效果。

在使用乐器进行听辨练习时应使用在音色上对比明显的乐器，例如沙锤和手鼓，以便儿童能够顺利地辨别出来，增加自信心。

6. 植入人工耳蜗的听障儿童与佩戴助听器的听障儿童对于音乐的感受有所不同

（1）植入人工耳蜗的听障儿童

植入人工耳蜗的听障儿童在旋律的整体听辨上有一定困难，但多数儿童能够感知声音的高低变化和音程大小。跨度大的音程识别起来更加容易。笔者所接触的植入人工耳蜗的听障儿童对于三度以内的音程识别度较差，而对于四度及以上音程的识别度则相对较好。

节奏对植入人工耳蜗的儿童来说较易感知。他们可以完成一些相对简单的节奏模仿，但是对复杂节奏的精确性模仿较差，敲节奏时往往有延迟和误差。其原因一方面是目前人工耳蜗设备的构造及设计尚不完善；另一方面也与学龄前儿童年龄小，理解力和肌肉控制力还未完全发育有关。

植入人工耳蜗的听障儿童相较于佩戴助听器的听障儿童，虽然在音色辨别方面较逊色，但是通过训练，也能够逐渐辨别一些明显的音色。

（2）佩戴助听器的儿童

佩戴助听器的儿童对于音乐的感知更完整，可以充分享受聆听和参与音乐创造的乐趣，对其中一些乐感和音准较好的儿童还可以考虑发展其音乐潜能。

需要注意的是，听障儿童的年龄、个性、听损程度、佩戴助听设备以及助听效果各不相同，因此对声音及音乐的感知能力也有差异，在进行音乐治疗时不应以同样的标准要求和衡量所有的听障儿童。

7. 家长参与的重要性

在音乐治疗中，家长是很好的辅助者；在家中，家长也是孩子的治疗师。治疗师应指导家长学习如何与儿童进行音乐游戏，同时，也要用音乐治疗帮助家长调节情绪和减压，帮助其以更好的心理和情绪状态陪伴孩子成长。

虽然听障儿童在成长中要面对很多挑战，但是他们的潜能是无限的。随着人工听觉技术和干预手段的不断发展，相信有一天听障儿童也能够与健听儿童一样纯粹地、尽情地享受声音和音乐的乐趣。

三、听障儿童音乐治疗的程序

在第一章里我们提到音乐治疗的一个特点就是它的"系统性"，而这个特点则主要体现在音乐治疗的程序上。需要说明的是，音乐治疗的基本程序虽然是固定的，但是针对不同的治疗对象，使用的具体方法会有所不同。下面所要介绍的音乐治疗基本程序适用于所有的治疗对象，但是需要注意程序中的每一个步骤（例如评估方法、治疗计划的具体内容）都要根据治疗对象的症状类别进行相应的调整。

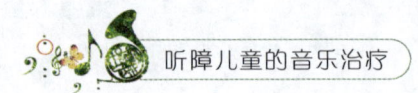

听障儿童的音乐治疗程序主要分为治疗准备、治疗实施、治疗评价三个阶段。其中,每一个阶段又各有相应的具体步骤。以下将针对每个阶段和步骤进行详细的介绍。

(一) 治疗准备阶段

音乐治疗的准备阶段包括"资料收集、初步评估、制订计划"三个步骤。

1. 资料收集

资料收集的目的是为了全面了解听障儿童的一般情况,包括儿童的姓名、性别、年龄等基本信息,以及症状、病因病史、目前的身心状态、需要改善的问题、在音乐方面的经验和喜好(与音乐的关系)等。掌握的信息越详细,越有利于针对听障儿童的需求提供适合的音乐治疗服务。

(1) 资料收集的来源

资料的来源主要为:医生、康复师、幼儿园或学校教师、父母以及治疗对象本人。

(2) 资料收集方式

具体的资料收集方式包括:阅读儿童的诊断病历,进行问卷调查,与儿童家长、老师、康复师等相关工作人员进行访谈,从康复师及教师处收集相关专业记录,与儿童本人接触并进行观察。

在康复中心,我们主要收集的资料包括:

①"听障儿童康复档案"。此档案是从听障儿童康复师处收集,

用以获取儿童的基本资料和病症信息。

②"儿童音乐治疗前调查问卷",此问卷邀请儿童家长填写,用以着重了解儿童的音乐经历和音乐喜好,以及家长对音乐治疗的期望。详细内容可参考本书末尾处笔者制作的表格范例"儿童音乐治疗前调查问卷"(见附表1)。

③"听障儿童音乐能力评估表",此表用于进行初步评估,通过与儿童面对面接触,进行初次的音乐治疗活动,对儿童的各方面能力、性格、音乐喜好等特点进行观察和评估。

2. 初步评估

在音乐治疗中,评估是一个极其重要的部分,评估的内容包括了治疗对象在不同领域(语言能力、运动能力、情绪状态、认知水平、社交能力、音乐能力等)的各项指标。通过评估我们可以了解儿童当前的功能以及身心状态等详细情况,从而确认该儿童是否适合音乐治疗。若该儿童适合音乐治疗,这些评估结果将会帮助治疗师制定最具有针对性的音乐治疗目标和方案,进而帮助儿童进行改善。同时,评估也是测量治疗效果的参照物,只有通过对评估的数据结果进行前后对比,才能使治疗效果更有说服力。

(1)评估工具的设计

由于音乐治疗对象的困难和需要各有不同,音乐治疗师工作的机构、个人职业背景、工作经验都有很大不同,所以音乐治疗没有可供所有治疗对象公用的标准评估模板。

例如,医院中的评估表与特殊教育机构的评估表之间的项目和内容就会有很大的差异性；而听障儿童与孤独症儿童的评估内容也会有各自的侧重和标准。因此，评估表的项目和内容需要根据治疗对象的治疗需求进行设定。

（2）评估者

音乐治疗的评估主要由音乐治疗师负责。同时，音乐治疗师还可以参考医生、康复治疗师的评估结果，或与专业的治疗团队合作进行综合评估（在治疗团队中，团队的每个成员将依照其专业领域来负责某一部分的评估）。

（3）评估内容

音乐治疗的评估内容大体上包括"综合能力评估"和"音乐能力评估"两大部分。但是，应注意音乐治疗的评估方向及后面将提到的音乐治疗目标，应主要以儿童的症状以及综合能力（非音乐领域的功能性）的评定及改善为主，音乐能力的评定以及目标并不是音乐治疗关注的焦点。

针对听障儿童设计的音乐治疗评估表中主要包含了六项主要内容，即语言能力评估、运动能力（粗大运动、精细运动、协调能力）评估、情绪情感评估、人际沟通能力评估、认知能力（注意力、记忆力、理解力）评估及音乐能力（节奏、旋律、其他）评估。

（4）评估的操作方法

由于儿童有好动、喜爱游戏的天性，所以通常设计某些音乐活动来对儿童进行音乐治疗评估。在活动中，治疗师需要通过与儿童进行音乐及非音乐的互动来进行观察和判断以完成评估。有时，根据儿童在评估当天的情绪和身体状况，以及儿童的人数等情况，评估无法在一次活动中完成，因此往往需要进行两次甚至更多次的评估。在评估表格的设计上，要注意其内容必须客观、具体、可测量，有助于进行治疗前后的对比。关于评估表格的设计，可以参考笔者制作的"听障儿童音乐治疗初步评估表"范例（见附表2）。

3. 制订计划

通过初步评估，治疗师对治疗对象有了初步的了解和判断，治疗对象的需求和治疗目标也变得逐渐清晰，这时就进入到了制订治疗计划的阶段。制订治疗计划的内容包括三部分：治疗目标、具体方案以及准备工作。

治疗目标包括长期目标和短期目标。长期目标是一种宏观的、综合的、远程的、领域性的预期，无须具体明确地说明表现行为的实际状况（例如提高社会交往能力，提高粗大运动能力等）。[1] 短期目标则需要更加明确、细化和聚焦，应是可客观观测、可测量的。短期目标常常使用数字、频率、比例等来表示（例如在弹奏拇指琴的活动中能够主动使用右手的大拇指拨动音条至少两次）。同时，要有测量的标准用来确定是否完成了预定的目标。还要注意的是，目标应该是非音乐性的（即不是以获得或者提高某种音乐能力为目标），并且是经过音乐治疗干预的结果。

音乐治疗师应紧紧围绕治疗目标，根据儿童的需求和特点进行

---

[1] 陈洛婷. 音乐治疗临床实务. 全华图书股份有限公司，2014：58.

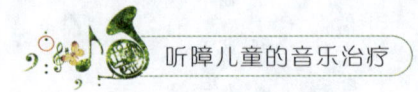

治疗活动的设计,并对儿童参与音乐治疗活动的反应进行预测。治疗师应设计最为适合儿童的方法、技巧和内容,并事先做好音乐治疗环境以及人员的设置、乐器、教具及其他设备的准备工作。关于治疗计划表格的制定,可以参照"附表3-1"和"附表3-2"的"个体音乐治疗方案"及"团体音乐治疗方案"的表格范例。

(二) 治疗实施阶段

1. 实施音乐治疗

实施音乐治疗的过程是音乐治疗师与治疗对象面对面的干预过程,在儿童音乐治疗领域,通常我们会使用互动式的音乐治疗方式。在听障儿童的音乐治疗中,常用的活动方式包括:发声练习、声音听辨练习、歌唱、乐器演奏、音乐游戏、舞蹈律动等。一般来说,音乐治疗师会参照设定好的计划方案来进行活动,但是在很多情况下,音乐活动的进程往往不会完全按照治疗师事先所设想的方向进行,反而常常出现一些偶然或临时性的因素或突发状况。例如儿童当天的身体状况不适导致注意力不集中或参与度不高,或儿童由于刚开始参加音乐治疗,还未与治疗师建立信任关系,因而产生抗拒行为等。在这种情况下,则需要音乐治疗师能够随机应变,及时调整活动的内容和方式,治疗师也可以事先准备几种不同的方案,以防发生状况时手忙脚乱无法应对。

2. 记录治疗过程

在实施每一次的音乐治疗时及时记录治疗过程,将有助于治疗师在每次治疗后对于实施治疗的效果进行检验。治疗师通过观察和捕捉儿童的反应以及细小的变化来确认音乐活动的内容安排和互动方法是否适当,以便对于不适合的地方进行相应的调整。同时,治疗记录也是评估的重要参考标准。因此,治疗师对每次治疗一定要进行详细的记录(若有辅助治疗师的话,可以共同进行记录,并进行对照)。

记录治疗的方式主要包括文字记录(每次治疗后记录)、音频记录及视频记录(治疗过程中记录)。在此切记,做记录时一定要遵守保密原则,特别是在实施音频、视频记录之前,必须征得患者及其家属的同意。音乐治疗师有保管和保护所记录文件的责任和义务,绝对不可以把记录用于商业宣传。若需要用于学术研究和会议报告时,同样要事先征得治疗对象本人和家属的同意。关于"音乐治疗记录表"的设计,可以参照记录表范例"附表4-1"和"附表4-2"。

(三) 治疗评价阶段

通过记录和观察,治疗师已经确认了听障儿童对活动内容的适应情况和喜好程度,观察到了儿童在生理、心理、行为、社会功能等方面的变化和改善,之后要做的就是对儿童进行音乐治疗干预后的效果评价。

1. 客观评价与主观评价

评价是对治疗对象的评估和治疗效果的总结,用来衡量和判断治疗师在实施了音乐治疗之后,是否完成了最初设定的目标,儿童

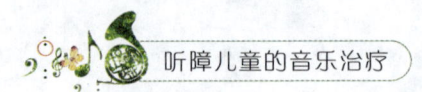

有了哪些变化和进步，达到了怎样的治疗效果。因此，评价要具有客观性，尽可能数据化，以便让音乐治疗师之外的人员（医生、康复师、儿童家长）也能够通过评价结果清楚地看出儿童的变化。

然而，儿童的表情、情绪以及治疗师的主观感受等内在体验是无法进行数据化的。这些部分主要依靠治疗师的主观印象来进行文字记录和描述。我们可以把这种方式称为"主观评价"或"描述性评价方式"。音乐治疗的评价方法实际上是客观评价与主观（描述性）评价的结合，二者相互补充。关于"音乐治疗评价表"的设计，请参照"附表5"的范例。

2. **评价的频率**

评价可以分成每个月、每三个月、半年、一年或按次数（例如每4次、每8次、每10次等）进行阶段性的评价。在评价的过程中，治疗师需要根据阶段性评价的结果，对治疗方式进行不断的调整，或决定是否继续和终止治疗。

3. **评价方式**

治疗评价可以通过治疗小组团队会议的方式进行，也可以由音乐治疗师与治疗对象的家属、老师、医护工作人员面谈来进行，以便从多角度了解儿童出现的变化和效果。通过把音乐治疗师的评价与康复师以及治疗对象家属的评价进行相互对照，音乐治疗师可以更加客观、全面地把握治疗效果。

第四章　听障儿童的音乐治疗活动

在本章中，我们将依照前面所提到的方法详细介绍20项具有代表性的音乐治疗活动。这些活动均是笔者在听障儿童音乐治疗临床中经常使用并得到良好反馈的活动，希望能够为大家设计活动提供一些参考。

对于以下每一项音乐治疗活动，我们均冠以名称，并从目的、组织方式、乐器和教具、步骤、要点及扩展建议几个方面来进行介绍。每一项活动均可以根据儿童的实际情况进行简化或者繁化，活动与活动之间也可以做出一些创造性的组合。

一、活动名称——"声音过山车"

（一）活动目的：促进儿童呼吸能力的发展，锻炼其对音高的辨别能力。

（二）活动方式：个体/团体。

（三）使用的乐器和教具：音哨，过山车图片。

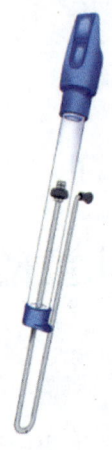

(四)活动步骤

1. 治疗师向儿童演示音哨的吹奏方式,通过滑动底部的活塞拉杆来调节哨音的高低:可以是滑音也可以吹奏出旋律。(治疗师要向儿童引入高音和低音的概念)

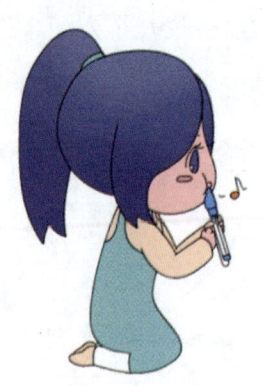
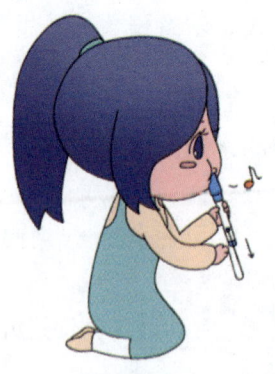

2. 儿童两人一组,每组拿一个音哨;一个人吹,另一个人滑动拉杆来改变音高,可以随意尝试不同的音高。治疗师在这个过程中可以给出"高、低"等指令让儿童完成。

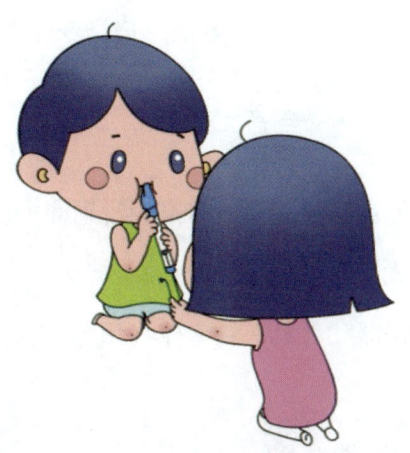

3. 儿童每人拿一个音哨,治疗师可以通过展示一个画有过山车轨道的大幅图片以及一个可以移动的过山车来引导儿童根据轨道的高和低吹奏出相应的高低音。

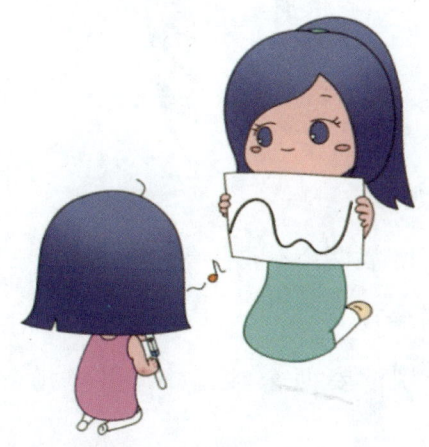

(五)活动要点及扩展建议

1. 治疗师要注意入口乐器的清洁消毒工作。

2. 在"声音过山车"活动中,对于听能力比较好的儿童,治疗师可以专门编写一首《过山车》歌曲，把指令加入歌词之中。

二、活动名称——"高音和低音"

（一）活动目的：锻炼儿童对音高的辨别能力。

（二）活动方式：个体活动。

（三）使用的乐器和教具：钟音棒（甩琴）。

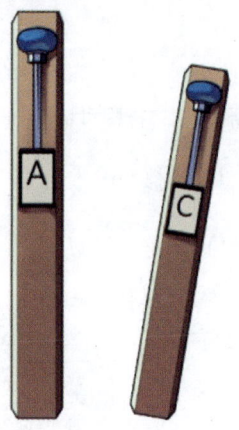

（四）活动步骤

1. 治疗师分别准备两个不同音高的钟音棒（一开始可以选择音程相距较大的钟音棒）。

2. 治疗师分别演奏两个钟音棒，引导儿童辨别出高音和低音。

3. 治疗师请儿童转身背对自己，敲击其中一个钟音棒让儿童听辨是高音还是低音，儿童可以用手势表示或者直接说出高低音。

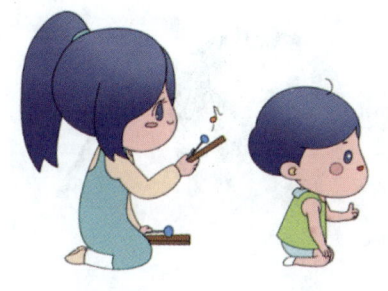 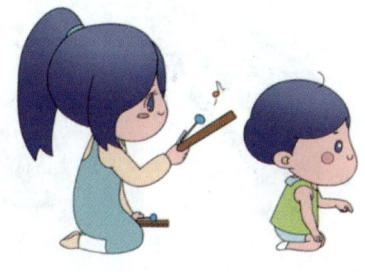

（五）活动要点及扩展建议

1. 两个钟音棒的音程可以不断调整，逐步缩小音程。

2. 治疗师要根据儿童矫正听力适合的频率来选择相应的钟音棒，不宜频率过低或过高。

3. 根据儿童的能力，儿童转身之后，治疗师也可以用两个钟音棒敲奏出一组声音：例如高—低、低—高、高—低—高等。

4. 除钟音棒之外，治疗师还可以选择其他的旋律音高乐器，例如钢琴、延音棒、音乐垫等；根据乐器的不同形状和材质，活动的设计也可以多样化。

三、活动名称——"走走停停"

（一）活动目的：提高儿童对声音的感知能力，帮助其分辨声音节奏的快慢。

（二）活动方式：个体/团体。

（三）使用的乐器和教具：钢琴（使用电钢琴可以使治疗师和儿童拥有更好的视野）或鼓。

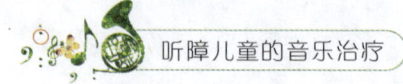

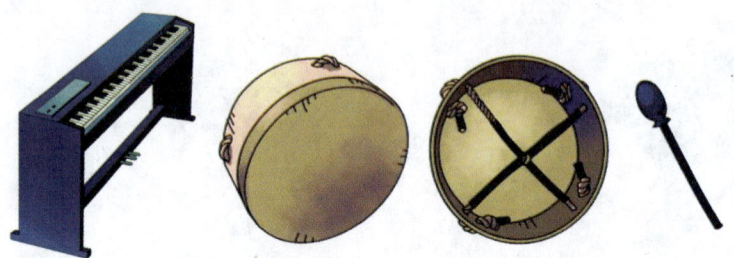

(四)活动步骤

1. 治疗师用钢琴弹奏音乐,儿童随着音乐在地垫上行走。

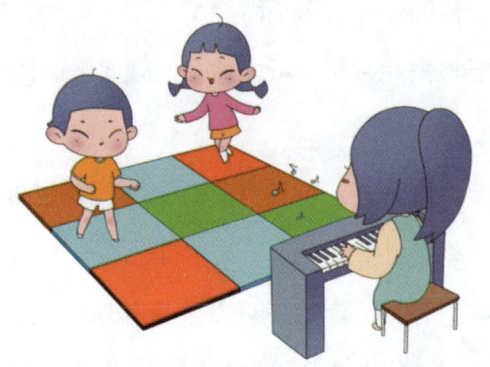

2. 儿童听到快节奏的声音就要快走,听到慢节奏的声音就要慢走。

3. 治疗师的弹奏声停止的时候,儿童也要立即停下来,保持不动。

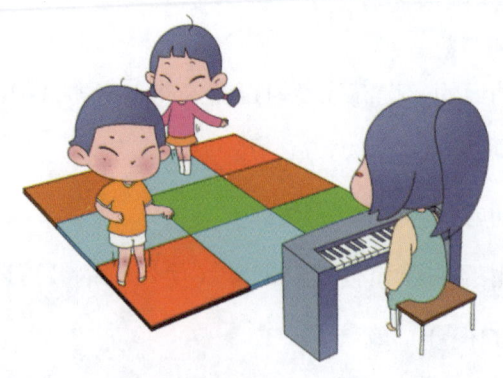

4. 当音乐再次响起的时候，儿童可以继续行走。

（五）活动要点及扩展建议

1. 治疗师注意提醒儿童在行走的过程中不要碰到其他儿童，也不要跟随其他儿童。

2. 治疗师弹奏钢琴的声音要清晰有节奏，对于听能力比较弱的儿童，使用鼓点作为指令会更清晰。

3. 在活动的过程中，治疗师要提醒儿童保持安静，避免产生过多笑闹声的干扰。

四、活动名称——"寻宝达人"

（一）活动目的：提高儿童对音量大小的感知能力。

（二）活动方式：个体/团体/亲子。

（三）使用的乐器和教具：小玩具或小图片/手鼓。

（四）活动步骤

1. 一名儿童当"寻宝达人"（可以给儿童戴一个"寻宝达人"的标示），在门口等候。治疗师把小玩具或卡片藏在室内的某个地方。

2. "寻宝达人"在室内开始寻找被藏好的物品，治疗师有节奏地敲击手鼓。

3. 当"寻宝达人"接近藏物地点的时候鼓声变大，当"寻宝达人"远离藏物地点的时候鼓声变小。

4. 当"寻宝达人"走到藏物地点的时候鼓声停止，儿童要根据鼓声的大小来做出判断，找到所藏的物品。

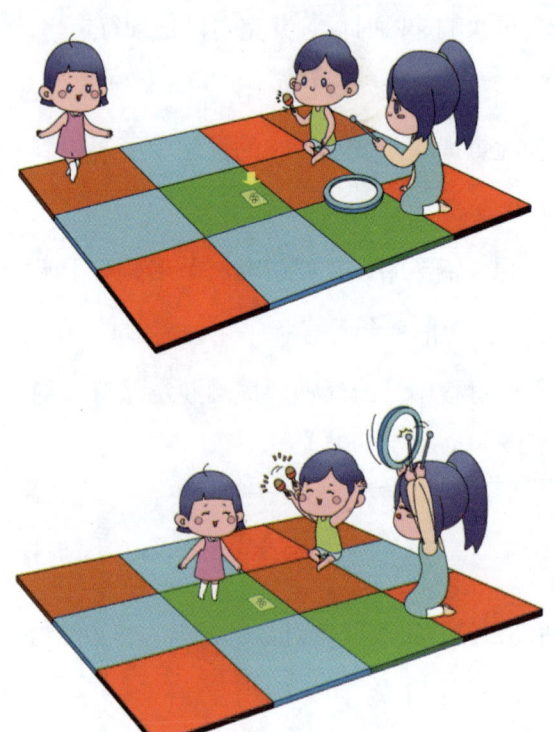

（五）活动要点及扩展建议

1. 治疗师藏物品的时候要避免不安全的区域，尽量保证儿童的寻找区域处在一个合适的范围。

2. 如果是团体和亲子活动，除"寻宝达人"之外的儿童可以一起敲击乐器来提示寻宝人；治疗师要确保参与的儿童理解并可以做出正确的提示。

五、活动名称——"各种各样的'啊'"

（一）活动目的：促进儿童的气息控制能力和发声能力，使其理解声音的高低、长短及音量的大小,并帮助儿童用自己的声音进行表达。

(二)活动方式:个体/团体/亲子。

(三)使用的乐器和教具:玩具话筒。

(四)活动步骤

1. 治疗师手拿话筒唱"××(儿童的姓名)的大声的……",同时把话筒伸至儿童的嘴前,引导儿童大声地发出"啊"的声音。

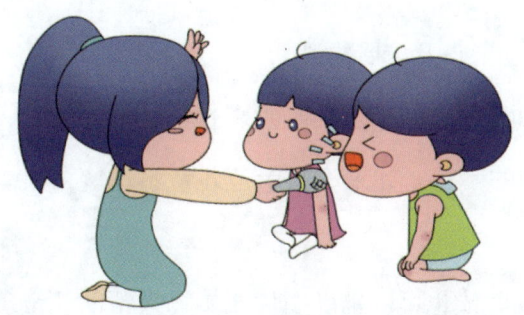

2. 当儿童完成了"大声的啊"之后,可以依次进行"小声的啊""长长的啊""短短的啊""高声的啊""低声的啊"等。

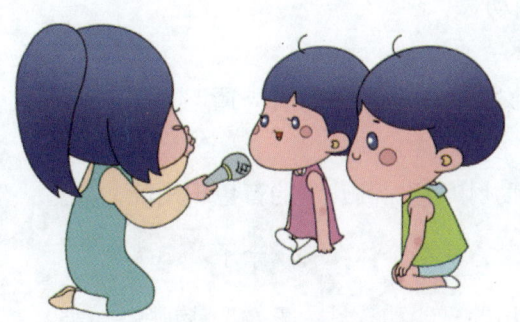

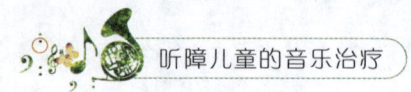

谱例：

各种各样的"啊"

王芳菲 改编

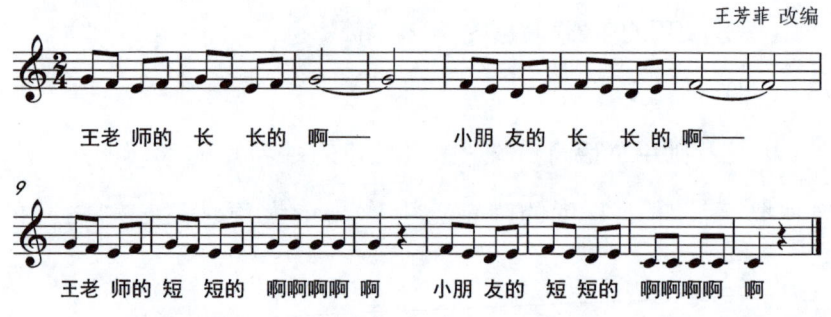

（五）活动要点及扩展建议

1. 治疗师在最初做示范的时候声音和动作要夸张，确认儿童是否理解治疗师的示范。如果一次示范儿童不理解，则需要再做两次示范。

2. 提示的时候也可以辅以图片或实物来帮助儿童理解大小、长短、高低的概念。

3. 在小组活动中，可以让每名儿童轮流负责拿话筒的角色，与其他小朋友互动。

六、活动名称——"你来猜一猜"

（一）活动目的：提高儿童的音色识别能力。

（二）活动方式：个体/团体/亲子。

（三）使用的乐器和教具：哑鼓、沙锤等。

(四)活动步骤

1. 治疗师拿出两个乐器——哑鼓和沙锤,分别进行敲奏,帮助儿童充分聆听和记忆两个乐器各自的声音。

2. 治疗师一边唱"××(儿童的姓名)蒙上眼睛,仔细来听一听,这是什么声音"(提示儿童蒙上眼睛),一边从两个乐器中选择其中一个乐器,放在儿童耳边敲奏,然后再把乐器放回原来的位置,唱"你来猜一猜"。

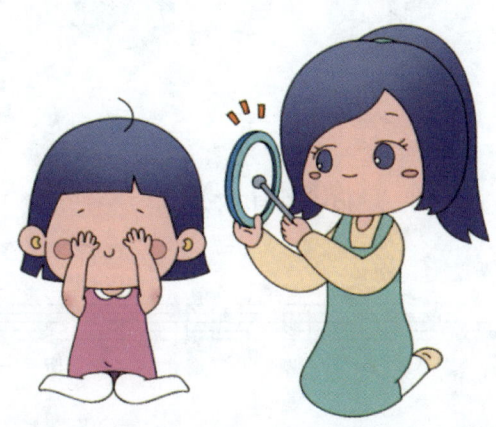

3. 治疗师问儿童刚才听到的是哪个乐器,儿童可以说出乐器的名字,或用手指出乐器。

4. 当儿童猜对之后,治疗师用语言和非语言的方式给予鼓励。若儿童没有猜对,可能是因为儿童没有理解活动的方式,或没有记住乐器的声音,治疗师可以重新让儿童聆听两种乐器的声音之后再尝试一次这个活动。

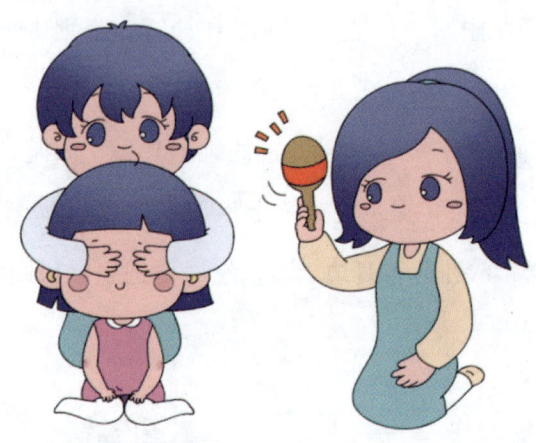

谱例：

你来猜一猜

王芳菲 编曲

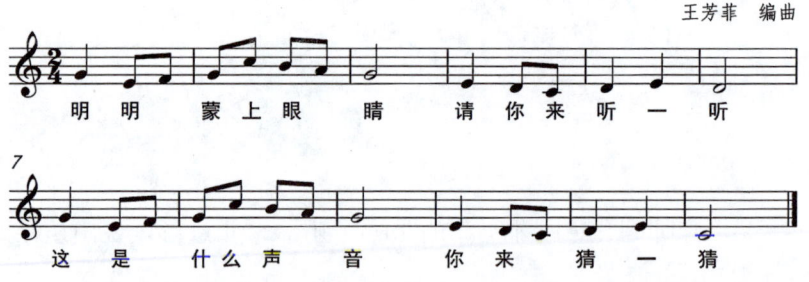

明明 蒙上眼 睛 请你来听一听
这是 什么声 音 你来猜一猜

（五）活动要点及扩展建议

1. 活动要先易后难，最初在两个乐器的选择上要注意选择音色差异较大的乐器，这样儿童更容易听辨，能够获得自信心。

2. 儿童闭眼时，辅助治疗师可以协助儿童蒙住眼睛，防止儿童偷看乐器。

3. 当儿童完成了两种乐器的选择之后,可以增加难度。一方面可以选择音色相近的乐器,另一方面可以增加乐器的数量,例如,从三种乐器里选择一个乐器,再发展到四选一,五选一,六选一。还可以从三种乐器里选择两种乐器,依此类推。

七、活动名称——"沙蛋击鼓"

(一)活动目的:促进儿童的抓握能力和肢体控制能力,促进儿童主动发声。

(二)活动方式:个体/团体/亲子。

(三)使用的乐器和教具:地鼓、沙蛋。

(四)活动步骤

1. 治疗师与儿童一起用手自由敲鼓。变换不同的敲鼓方式,引导儿童模仿。

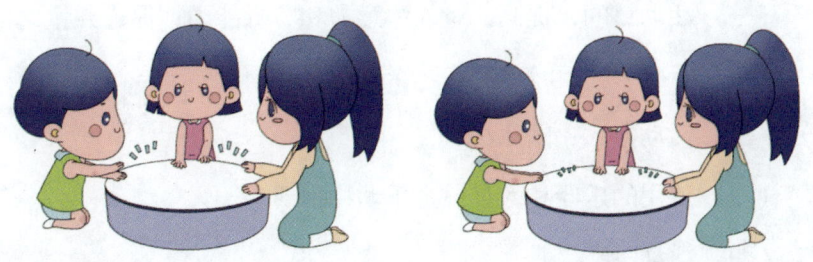

2. 治疗师拿出沙蛋,把沙蛋举到鼓面的上方约30厘米的高度,一边晃动沙蛋,一边发出"啊~~~~"的声音,保持晃动之后松手,让沙蛋落在鼓面上,同时说"咚",让儿童进行模仿。

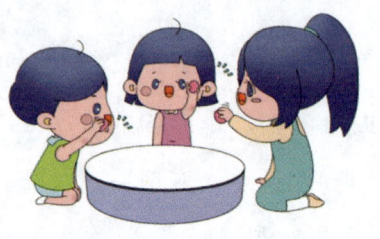 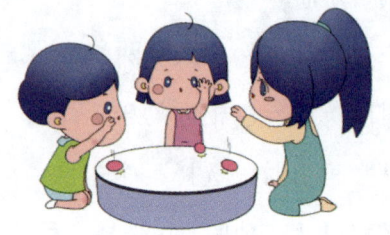

（五）活动要点及扩展建议

1. 治疗师拿起沙蛋说"啊"的时候，尽量保持时间长一些，引起儿童的注意，增加期待。

2. 除了沙蛋，也可以使用铃铛等其他散响类乐器，让儿童聆听不同物体掉落在鼓上发出的声音。

3. 选择乐器时，不要选择尖锐和材质过硬过重的乐器，以免破坏鼓面。

八、活动名称——"手偶合唱团"

（一）活动目的：提高儿童的注意力和聆听能力，促进儿童之间的合作。

（二）活动方式：团体/亲子。

（三）使用的乐器和教具：音乐动物手偶。

（四）活动步骤

1. 每名儿童手拿一个音乐动物手偶。

2. 儿童通过捏音乐动物手偶发出不同音高的声音，治疗师用手势指挥儿童进行合奏。

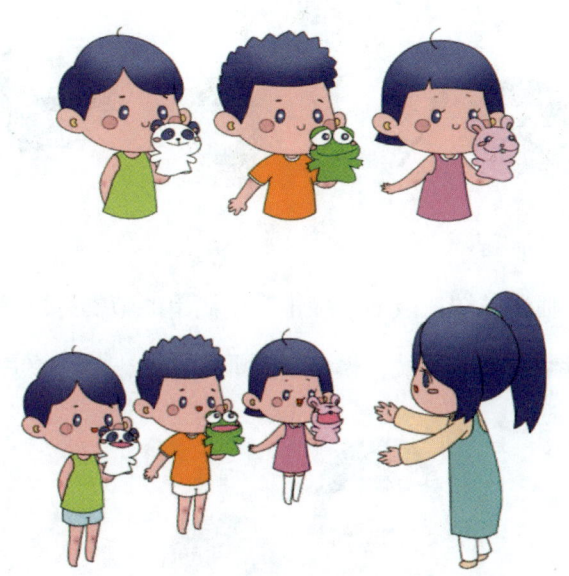

3. 儿童轮流担任指挥的角色,指挥其他的儿童进行合奏。

(五)活动要点及扩展建议

1. 可以用图片或文字(针对识字的儿童),制成合奏谱,带领儿童看谱进行合奏。

2. 对于握力较差的儿童,可以只把音乐动物手偶套在手上,不捏,改用自己的声音给动物配音,进行合奏。

九、活动名称——"小鼓手"

(一)活动目的:提高儿童对节奏和音量大小的感知能力。

(二)活动方式:个体/团体/亲子。

(三)使用的乐器和教具:巴弗洛鼓/邦戈鼓/哑鼓。

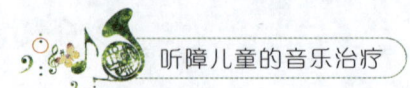
听障儿童的音乐治疗

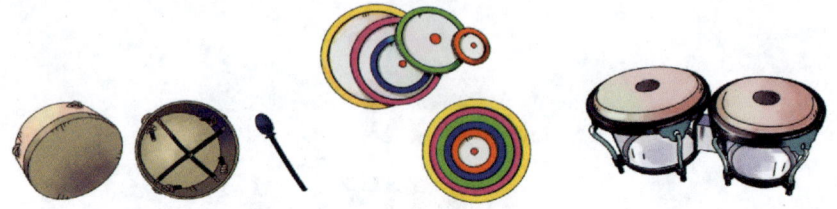

（四）活动步骤

1. 治疗师用鼓槌在鼓面上敲击一个简单的节奏片段。

2. 儿童敲击自己的鼓，模仿治疗师刚刚敲击的节奏片段。

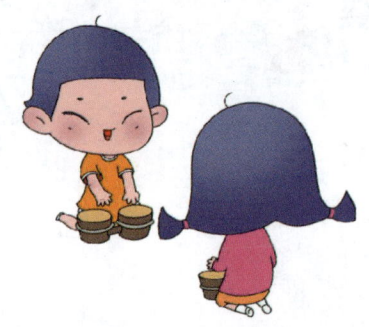

3. 治疗师在敲击自己的节奏型中可以加入声音的大小。

4. 儿童在模仿的时候除了要关注和聆听治疗师敲击的节奏，也要注意聆听声音的大小。

（五）活动要点及扩展建议

1. 在小团体活动中，可以先只发鼓槌给每个儿童，由治疗师演奏完之后，将自己的鼓递到儿童面前，逐一进行模仿动作，避免儿童自由敲鼓造成的混乱。

2. 听能力较弱的儿童可以面对面和治疗师进行该活动，治疗师的姿势和动作对于儿童也是一种提示；逐渐练习后可以让儿童背对治疗师，只依照听觉来模仿出治疗师的敲奏。

3. 治疗师给出的节奏片段要由易到难。

十、活动名称——"木琴组合"

（一）活动目的：锻炼儿童的肢体协调能力以及相互聆听的意识。

（二）活动方式：团体/亲子。

（三）使用的乐器和教具：不同型号的木琴。

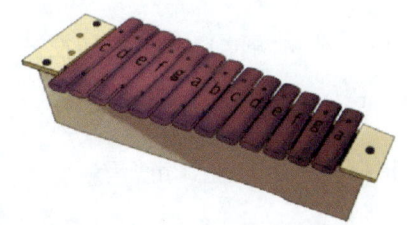

（四）活动步骤

1. 治疗师介绍木琴，并进行演奏示范。

2. 治疗师在每位儿童面前摆放一架木琴，或把儿童分为两人一组，请大家自由敲击。

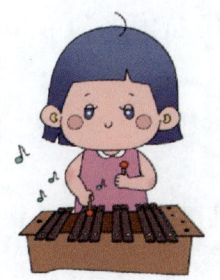
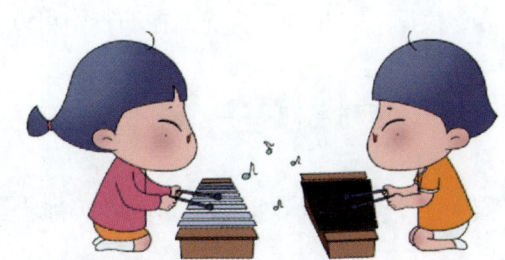

3. 治疗师和一位儿童（或者两位儿童）组成一个小组，背对背，每人轮流敲击一个音，在对方敲击出的声音停止后马上敲击自己的木琴，要特别注意聆听对方敲击木琴声音的开始和停止。

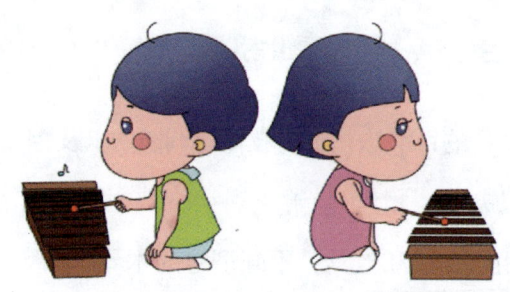

4. 治疗师在每位（或每两位）儿童面前摆放一架木琴，首先由治疗师作为指挥来引导大家进行木琴的即兴合奏；然后可以依次邀请每位儿童来当小指挥，引导其他儿童合奏。

（五）活动要点及扩展建议

1. 可以在即兴演奏的初期，去掉 F 和 B 音条，保证听觉的和谐性。

2. 尽量根据每个儿童的肢体特点，挑选适合的木琴尺寸。

3. 尽量使用适当的琴槌，避免过多的延音。

4. 根据不同儿童的情况，在演奏中可以分配不同的任务和角色。

十一、活动名称——"奇妙卡祖笛"

（一）活动目的：提高儿童的呼吸能力，对其口腔肌肉和声带进行锻炼。

（二）活动方式：个体/团体/亲子。

（三）使用的乐器和教具：卡祖笛。

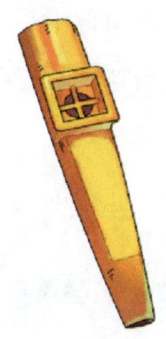

（四）活动步骤

1. 治疗师拿出一支卡祖笛放在口中吹气，卡祖笛不出声。

2. 治疗师给儿童（和家长）发一支卡祖笛吹吹看，若仅吹气，笛子依旧不出声。

3. 治疗师用声带振动的方式（发出"呜"的声音）吹奏卡祖笛，卡祖笛发出了声音。

4. 请儿童尝试使自己的卡祖笛发出声音。

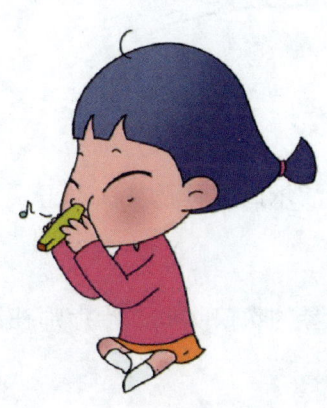

（五）活动要点及扩展建议

1. 治疗师要注意入口乐器的清洁消毒工作。

2. 团体活动中，当大家都掌握卡祖笛发声方法以后，可以来比赛谁的声音最长、最高、最响等，以及在活动中进行高音和低音的分辨练习。

3. 在活动中，治疗师可以加入/du/、/wu/、/tu/等辅音的练习。

十二、活动名称——"口风琴演奏"

（一）活动目的：锻炼儿童的呼吸能力，辨听口风琴的音色，提高儿童的合作意识。

（二）活动方式：个体/亲子/团体。

（三）使用的乐器和教具：口风琴、彩色贴纸。

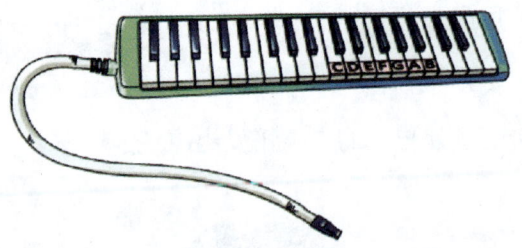

（四）活动步骤

1. 治疗师向儿童演示口风琴及其演奏方式，让儿童注意聆听口风琴的声音。

2. 让儿童向口风琴的吹口吹气，治疗师在键盘上演奏（鼓励儿童长长地吹气）。

第四章 听障儿童的音乐治疗活动

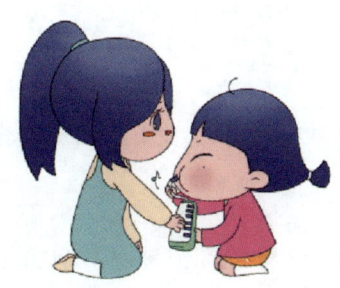

3. 治疗师向口风琴的吹口吹气,让儿童用手指在键盘上自由按琴键。

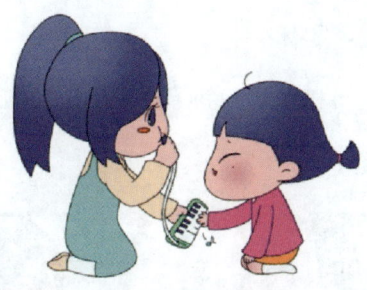

4. 让儿童独立完成口风琴的演奏(自己吹气自己弹键盘)。

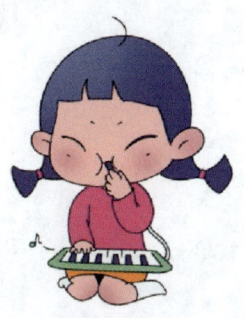

(五)活动要点及扩展建议

1. 治疗师应注意入口乐器的清洁消毒工作。

2. 治疗师要注意口风琴距离儿童耳朵的位置，不要离得太近。

3. 上述活动步骤二和三可以由儿童和家长合作完成，或者由两三名儿童合作完成。

4. 治疗师可以用彩色贴纸标记琴键，增加儿童弹奏的趣味性。

十三、活动名称——"钟声乐团"

（一）活动目的：提高儿童的注意力和合作意识。

（二）活动方式：团体。

（三）使用的乐器和教具：钟音棒（甩琴）。

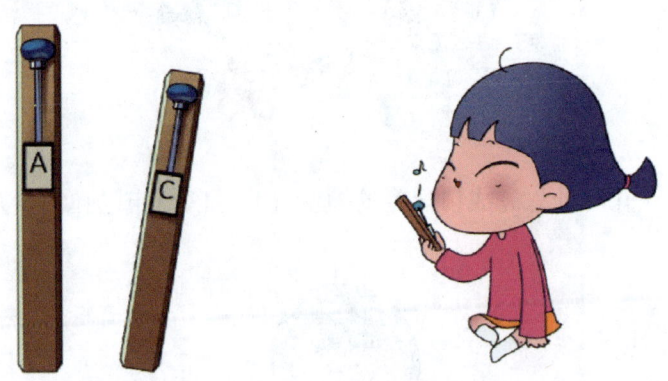

（四）活动步骤

1. 治疗师介绍钟音棒的演奏方法，以及停止钟音棒声音的方法。

2. 每名儿童手持一根不同音高的钟音棒进行演奏练习。

3. 以《小星星》乐谱为例：六根钟音棒的声音分别是 CDEF-

GA，六名儿童可以根据治疗师的指挥依次奏响手中的钟音棒，演奏出这首歌曲。

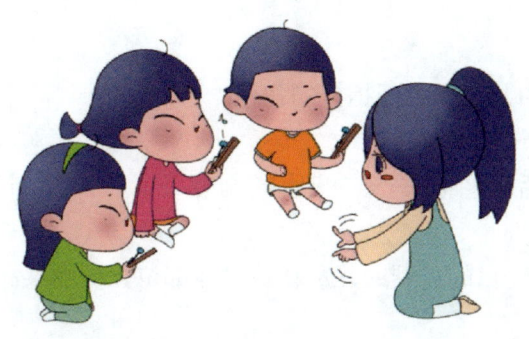

谱例：

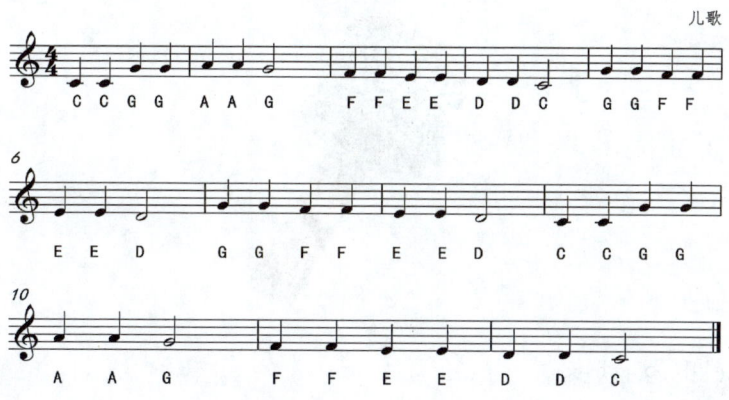

（五）活动要点及扩展建议

1. 由于钟音棒是金属制品，治疗师在活动中应注意儿童的安全，避免磕碰受伤。

2. 可以将钟音棒的音槌进行改造，如包上一层棉布，以避免过多的延音。

3. 根据儿童的数量和能力，可以选择不同的乐曲进行演奏分配，也可以发展为每人双手各拿一根不同音高的钟音棒进行演奏。

4. 可以由儿童来担任指挥的角色。

十四、活动名称——"快乐刷刷歌"

（一）活动目的：帮助儿童认识身体部位，提高其注意力与互动意识。

（二）活动方式：个体/团体。

（三）使用的乐器和教具：卡巴萨。

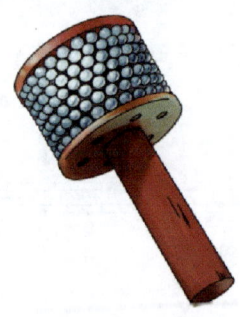

（四）活动步骤

1. 治疗师向儿童示范卡巴萨的演奏方式，用卡巴萨摩擦胳膊、腿等身体各部分发出声音。

2. 治疗师和儿童一起尝试探索卡巴萨的不同演奏方式。

3. 治疗师用歌词提示儿童用身体不同的部位让卡巴萨发出声音，儿童要注意聆听治疗师的指示。

第四章 听障儿童的音乐治疗活动

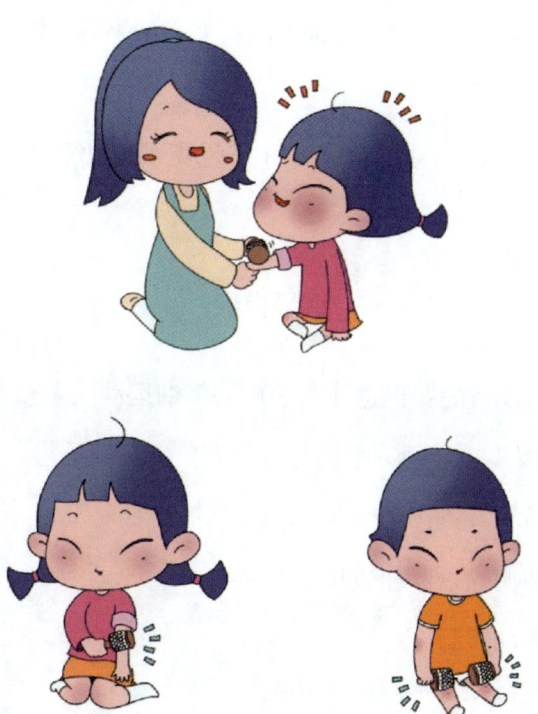

谱例：

快乐刷刷歌

唐瑶瑶 改编

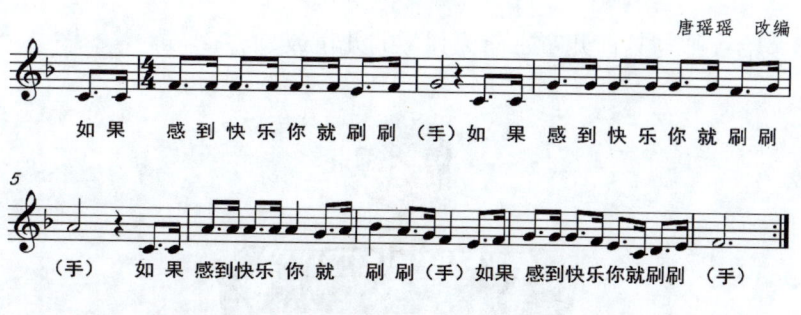

（五）活动要点及扩展建议

1. 可以启发儿童除了在自己的身体上刷一刷，也可以和身边的

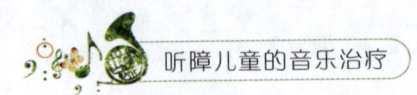

小伙伴进行互动。(比如,歌词可以变为:如果感到快乐你就刷刷玲玲的胳膊。)

2. 除了身体,还可引导儿童拓展发现其他能够让卡巴萨发出声音的物品。

十五、活动名称——"钢琴弹奏"

(一)活动目的:促进儿童手指的精细运动能力和模仿能力,提高儿童的自我表达能力,帮助儿童获得自信和满足感。

(二)活动方式:个体/团体/亲子。

(三)使用的乐器和教具:电钢琴。

(四)活动步骤

1. 钢琴独奏

儿童用自己喜欢的方式弹琴,自由表达,治疗师或其他儿童当观众。

当儿童弹奏完后,治疗师用语言和掌声鼓励儿童。若是小组治疗,治疗师与其他儿童一起为弹琴的儿童鼓掌。

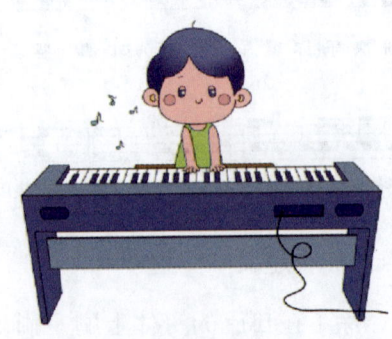

2. 钢琴合奏

（1）治疗师与儿童一起合奏钢琴，治疗师坐在低音区，儿童坐在高音区，治疗师为儿童伴奏。

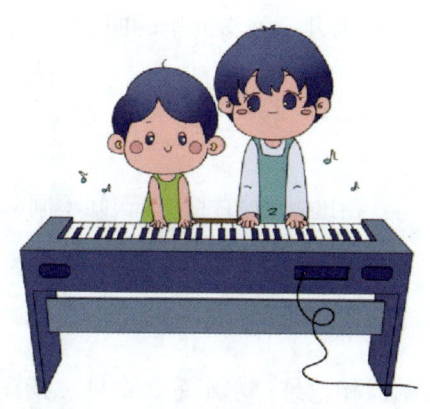

（2）两名儿童一起合奏

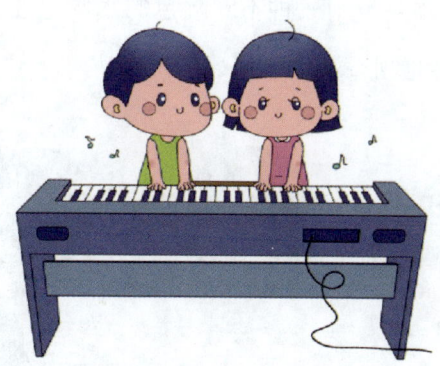

（五）活动要点及扩展建议

1. 年龄小的儿童弹琴，琴凳的摆放要靠近钢琴，防止儿童坐不稳，治疗师也可在钢琴旁保护儿童。亲子活动的时候，可以让儿童坐在家长的腿上弹奏。

2. 如果使用普通钢琴，治疗师要扶住钢琴的琴盖，防止儿童的手被砸到。

3. 对于年龄稍大的孩子，可以在琴键上贴上不同颜色的贴纸，配合特制的彩色谱，辅助儿童弹奏简单的曲子。

十六、活动名称——"我们一起来画形状"

（一）活动目的：帮助儿童通过动作认知不同的形状，提高儿童的肢体控制能力。

（二）活动方式：个体/团体/亲子。

（三）使用的乐器和教具：水彩笔、白纸、指挥棒。

（四）活动步骤

1. 治疗师带领儿童用三种不同颜色的水彩笔在白纸上分别画出正方形、三角形和圆形。

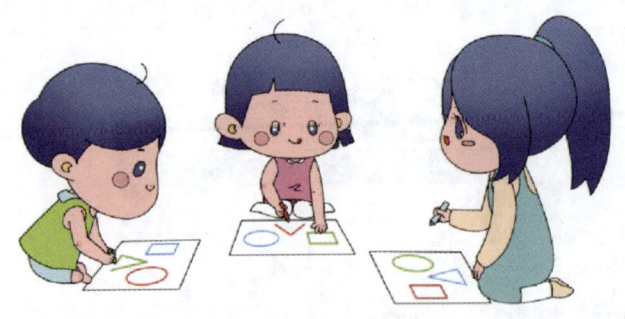

2. 治疗师带领儿童拿出指挥棒，随着歌声沿着刚刚在纸上画出的三个形状的轨迹进行描画的动作。

3. 治疗师带领儿童随着歌声，用指挥棒在空中画出三种形状。

第四章 听障儿童的音乐治疗活动

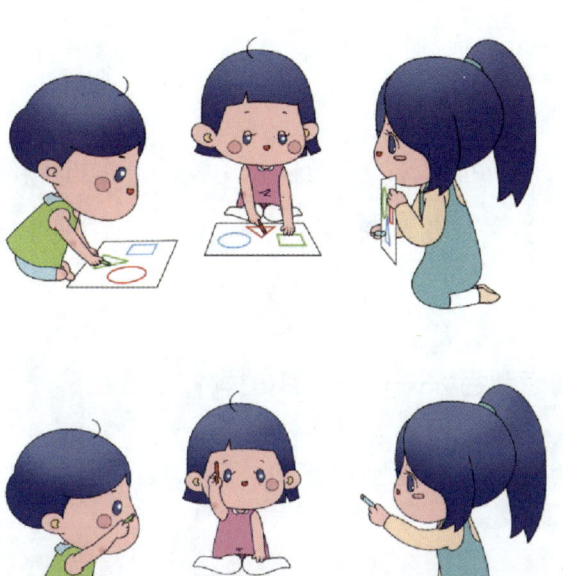

4. 治疗师唱歌，儿童一边聆听歌词，一边在空中画出歌词唱到的形状。

谱例：

我们一起来画形状

王芳菲 编曲

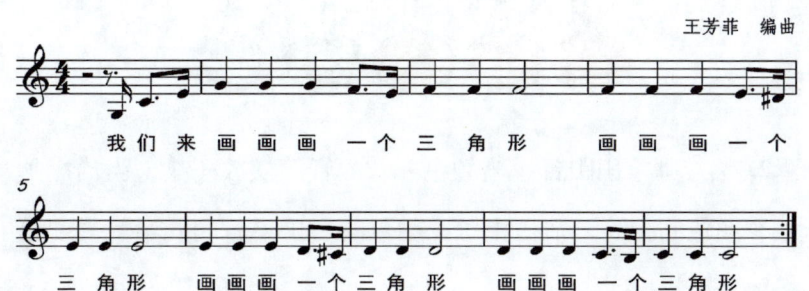

（五）活动要点及扩展建议

1. 当儿童熟练掌握三种形状之后，可以增加更多的形状，例如长方形、椭圆形等。

2. 如果没有指挥棒，也可以使用筷子当作指挥棒。但是在小组活动中，要注意儿童之间保持距离，防止筷子戳到旁边的小朋友。

十七、活动名称——"七彩指挥棒"

（一）活动目的：提高儿童的注意力、合作意识和色彩辨别能力。

（二）活动方式：团体。

（三）使用的乐器和教具：音乐垫和音筒。

（四）活动步骤

1. 儿童们站成一排，治疗师在每位儿童脚前摆放一块音乐垫，可以根据音高的顺序摆放，也可以打乱摆放。

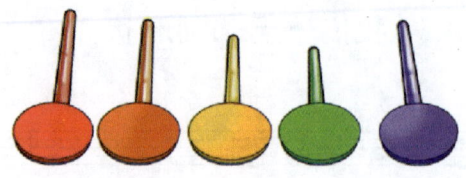

2. 治疗师拿出跟音乐垫颜色一致的音筒摆放一排，当治疗师拿起某个颜色的音筒，站在相对应颜色的音乐垫后的儿童就需要踏响自己的音乐垫。

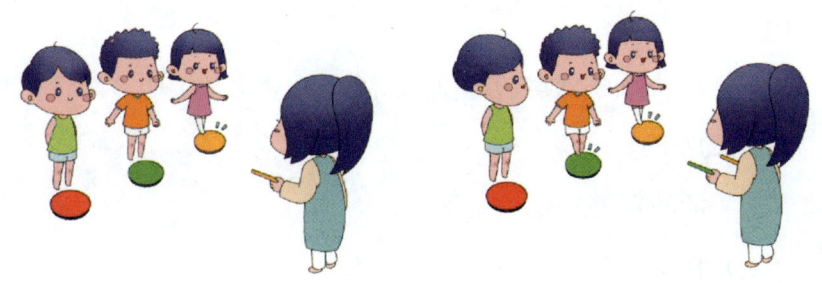

3. 治疗师可以根据不同的儿歌旋律，通过不同颜色的音筒来指挥儿童用音乐垫完成歌曲的旋律演奏表演。（如谱例）

两只老虎

儿歌

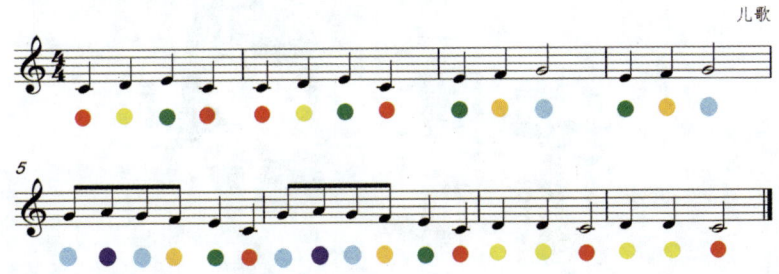

（五）活动要点及扩展建议

1. 儿童注意力的集中和保持是该活动的关键。

2. 在活动中，音乐垫和音筒的角色可以互换：治疗师可以使用音乐垫作为指挥的信号，儿童们则用音筒来演奏。

3. 儿童可以在活动中作为指挥。

4. 治疗师还可以根据音筒和音乐垫的颜色制作一个彩色的乐谱来指挥儿童演奏。

十八、活动名称——"划小船"

（一）活动目的：提高儿童的肢体控制能力和协调能力，增进儿童与他人的互动。

（二）活动方式：团体/亲子。

（三）使用的乐器和教具：吉他、打棒。

（四）活动步骤

1. 治疗师展示小朋友划船的图片，然后问儿童图片上的小朋友在做什么。可以与儿童就划船的主题进行交流。

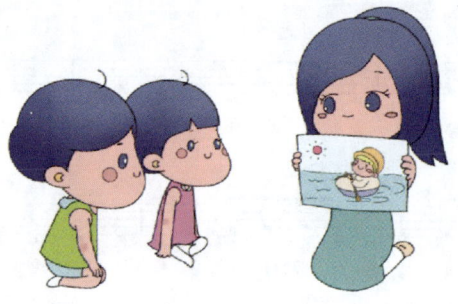

2. 治疗师拿出打棒，把打棒当成船桨，示范划船的动作，儿童进行模仿。

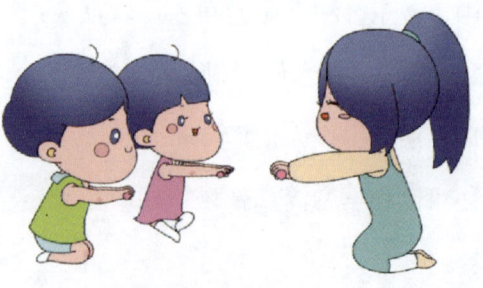

3. 治疗师使用吉他弹唱《划船歌》，儿童随着歌曲的节奏来划船。

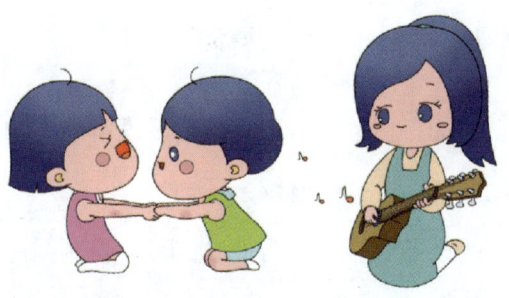

4. 两名儿童坐在垫子上，互相用双手与对方拉手，随着歌曲前后左右进行划船和摇摆的动作。若是亲子班，可以由家长与宝宝互相拉手进行活动。

谱例：

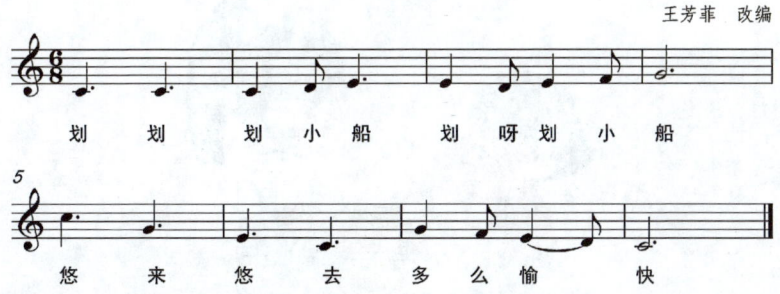

（五）活动要点及扩展建议

1. 年龄小的儿童可以坐在垫子上做划船的动作，年龄大一点的儿童可以站着或在房间里行走着做划船的动作。

2. 也可以换成其他的道具，比如可以站在呼啦圈里面，抓着呼啦圈进行摇摆和移动，模仿坐在小船里的样子。

十九、活动名称——"看图填词"

（一）活动目的：促进儿童语言能力及理解能力的发展。

（二）活动方式：个体/团体/亲子。

（三）使用的乐器和教具：吉他/电钢琴/自制图片。

（四）活动步骤

1. 治疗师演唱歌曲，根据儿童的听力情况可以选择清唱或者是有伴奏的演唱，例如《春天在哪里》。

2. 当治疗师唱到"这里有红花，这里有绿草，还有那会唱歌的小黄鹂"的时候，邀请儿童在图片中依次挑出红花、绿草、黄鹂鸟的图片。

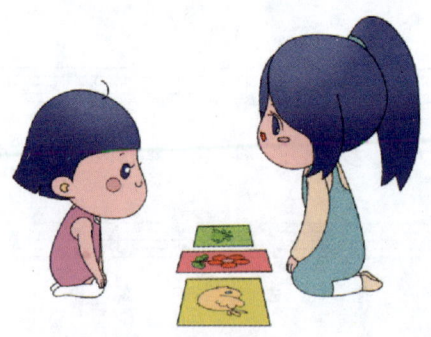

3. 治疗师演唱歌曲，当唱到"这里有"的时候停下来，拿出红花的图片，让儿童唱出"红花"这个词；然后根据图片的提示，邀请儿童依次唱出"绿草"和"黄鹂鸟"。

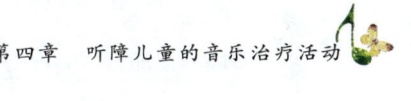

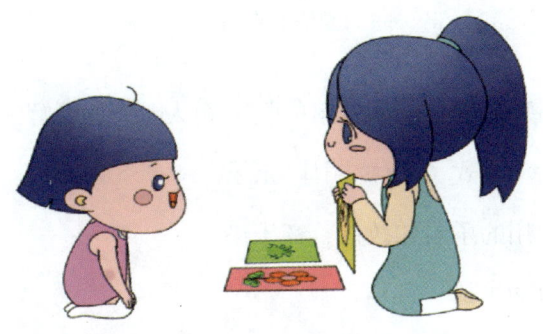

(五)活动要点及扩展建议

1. 儿童在这项活动中不仅要听清楚词组还需要理解词组的意义。

2. 儿歌可以根据治疗情况进行替换或者重新编写新的词语,比如在这首《春天在哪里》中就可以替换歌词中花的颜色,或者将黄鹂鸟替换成其他的小动物。

3. 治疗师鼓励儿童从填词开始,逐步演唱更多的词组和歌词。

谱例:

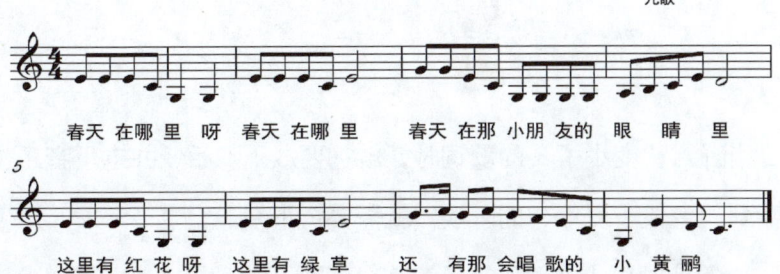

二十、活动名称——"歌曲律动"

（一）活动目的：提高儿童的听觉确认能力和理解能力。

（二）活动方式：个体/团体/亲子。

（三）使用的乐器和教具：音乐垫。

（四）活动步骤

1. 治疗师一边演唱《长大了变小了》的歌曲，一边跟着歌词做相应的动作。

2. 儿童模仿治疗师的动作，当听到"长大了"的歌词时需要站在音乐垫上，并高举双手。

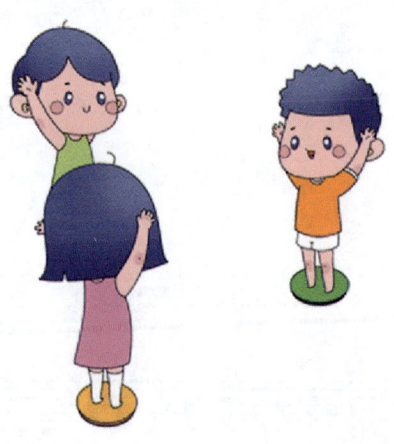

当听到"变小了"的歌词时，就需要放下双手，并走下音乐垫；当听到"变成小皮球"的时候，就需要蹲下来。

3. 治疗师停止做动作，只演唱《长大了变小了》这首歌曲，儿童需要认真聆听，并依据听到的歌词做出相应的动作。

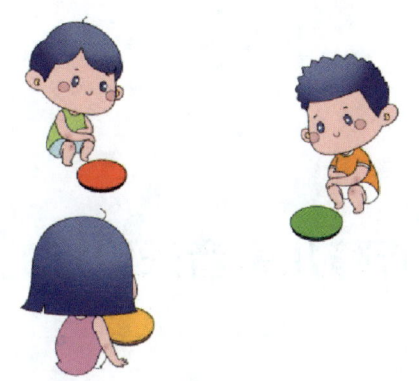

谱例：

长大了 变小了

唐瑶瑶　编曲

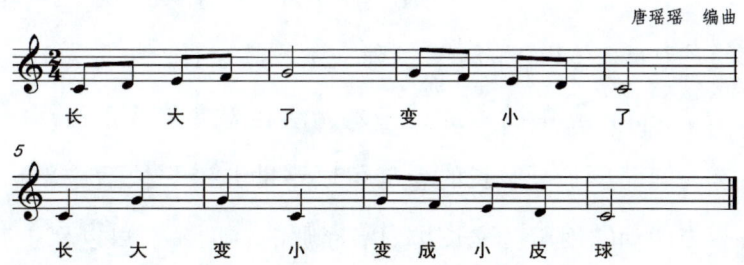

（五）活动要点及扩展建议

1. 儿童在这项活动中不仅要听清楚词组，还需要理解词组的意义。

2. 治疗师可以根据儿童的能力水平调整指令的难度，也可以用更多其他的歌谣来编排动作。

3. 活动中除了用音乐垫吸引注意力和增强趣味性，治疗师还可以使用手偶、彩带等其他的辅助教具，使活动更加丰富有趣。

第五章　听障儿童音乐治疗的案例分享

个案1：淘淘（化名）

该案例是听障儿童亲子小组音乐治疗中的个案。亲子小组音乐治疗的对象是3岁以下的小龄听障儿童及其家长，组员为10名儿童及其家长。此年龄阶段的儿童尚无法独立参加音乐治疗活动，需由家长辅助参加。家长的参与可以帮助儿童更快适应新环境，减少参与活动的困难。家长作为治疗师的辅助者，可以保护儿童的安全、维护秩序，促进治疗的顺利进行。同时，家长也能够从治疗中学习音乐治疗活动的操作方法，把音乐治疗延伸到日常生活当中。

一、治疗准备阶段

1. 收集资料

在实施音乐治疗之前，音乐治疗师首先邀请淘淘的父亲填写了"儿童音乐治疗前调查问卷"，并与淘淘的听力语言康复老师进行了沟通，查看了淘淘的康复档案，以详细了解儿童的基本情况。以下是"儿童音乐治疗前调查问卷"的详细内容。

儿童音乐治疗前调查问卷

儿童姓名：郑××（淘淘）	性别：男	出生年月：2014年9月	照片
家长姓名：郑×	与儿童的关系：父子		
家庭住址：北京市××区××路××号			
固定电话：010-×××××××	手机：138×××××××		
电子邮箱：			
在读学校：无			
紧急联系人：张××	电话：186×××××××		
就诊医院：×××医院	主治医生：李×		
康复诊断症状：2015年12月确诊为感音神经性耳聋，2016年植入人工耳蜗			
病因病史：			
具体症状（需要改善的问题）：双耳耳聋			
有无某种发作：无	发作原因：	发作频率：	
症状程度：轻度（ ）中度（ ）重度（√）			
是否服药：否	药名及服药时间：	是否有副作用：	
目前为止该儿童接受过哪些治疗方式，效果如何：人工耳蜗植入			
该儿童的性格特征：开朗（√）内向（ ）其他：			
该儿童有何爱好：爱听故事、音乐			

续表

该儿童的音乐经历（是否学过乐器、唱歌或参加过音乐类活动等）：无	
是否喜欢音乐：是	是否有特殊的音乐行为：无
喜欢的声音、音乐、儿歌、乐器：都喜欢	讨厌的声音、音乐、儿歌、乐器：无
您为何选择音乐治疗，您希望通过音乐治疗使该儿童的哪些方面得到改善和帮助： 希望让孩子多听音乐的美妙旋律，提升孩子对声音的了解。让孩子与小朋友们互动，参与音乐游戏，帮助孩子实现听力康复。	
您是否同意治疗师使用文字、声音、影像来记录治疗过程：同意（√）不同意（ ）	
您希望该儿童接受多长时间的音乐治疗：三个月（ ）半年（ ）一年（ ）更长（√）	
您决定治疗后能否坚持每次都来，避免间断及半途而废：能（√）不能（ ）	
儿童每周可参加音乐治疗的时间：周一、四上午9：10－11：30	
其他建议或要求：无	

十分感谢您的合作。此调查问卷将会得到妥善保存和管理，在未征得您同意前不会对外泄漏您的隐私。——北京市残疾人康复服务指导中心　心理康复科

2. 初次评估

2016年3月3日，淘淘参加了第一次音乐治疗评估活动。评估主要通过与评估内容相适应的音乐活动进行，评估方法为观察记录法，下表为初次评估的结果。

听障儿童音乐治疗评估表

儿童姓名：淘淘　　　　　　性别：男　　　　　　年龄：1岁半
障碍类别：听力障碍（人工耳蜗）　评估日期：2016.3.3.　评估人：王芳菲
评估次数：1

		项目	是	否	备注	综合说明
语言能力		能够发出声音	(√)	( )	发出"啊"的声音	淘淘有主动发声的意识，愿意与人沟通。但是由于年龄小，刚植入人工耳蜗不久，因此语言方面还属于咿呀期（简单发音阶段），更多的是用肢体语言表达需求和进行回应。
		有主动语言	(√)	( )		
		能够说单字	( )	(√)		
		能够说单词	( )	(√)		
		能够说句子	( )	(√)		
		能控制说话音量	( )	(√)		
		说话声调正确	( )	(√)		
		发音清晰	( )	(√)		
		其他				
动作能力	协调能力	项目（独立完成）	是	否	备注	综合说明
		双手协调	(√)	( )		由于淘淘年龄小，走路还不稳，有些摇摇晃晃。协调能力未发现异常。
		双脚协调	(√)	( )		
		手脚协调	(√)	( )		
		其他				
儿童行为能力评估	适应性行为	项目	是	否	备注	综合说明
		能够待在房间里	(√)	( )		
		能够安坐	( )	(√)		
		遵守秩序	( )	(√)		

续表

		项目	是	否	备注	综合说明
儿童行为能力评估	不适当行为	阻抗	( )	(√)		淘淘好动，活动中多次在房间里走动，摆弄房间里的物品。无法安坐在自己的位置上参与活动。
		多动	(√)	( )	在房间里走动，无法安坐在自己的位置上，经常是由家长抱回座位。	
		自伤	( )	(√)		
		伤人	( )	(√)		
		冲动性行为	( )	(√)		
		项目	是	否	备注	综合说明
情绪情感		友好愉快	(√)	( )		淘淘性格开朗，对人友好，情绪稳定。
		愤怒敌对	( )	(√)		
		焦虑	( )	(√)		
		恐惧	( )	(√)		
		被动	( )	(√)		
		退缩	( )	(√)		
		情绪不稳定	( )	(√)		
		其他				
		项目	是	否	备注	综合说明
人际沟通能力		面对新伙伴或陌生人时很自然	( )	(√)		淘淘对于新环境未表现出抵触行为和攻击行为，有时会与治疗师对视，但是有些害羞。
		关心他人	( )	(√)		
		有对视	(√)	( )		
		只与特定的某人沟通	( )	(√)		

续表

	项目	是	否	备注	综合说明
人际沟通能力	能简单回答问题	( )	(√)		由于淘淘刚植入人工耳蜗不久,沟通时还无法用语言进行表达,因此多用肢体方式表达需求。无法安坐等待。对有些指令表现出不理解。
	有非语言沟通	(√)	( )		
	能用语言表达需求	( )	(√)		
	能够听从指令	( )	(√)		
	能够等待	( )	(√)		
	其他				

		项目	是	否	备注	综合说明
认知能力	注意力	注意力集中	( )	(√)		淘淘对于治疗师和乐器表现出兴趣,但是注意力集中时间较短。由于年龄小,对于有些活动方式表现出不理解。
		其他				
		项目	是	否	备注	
	记忆力	记忆困难	( )	(√)		
		记忆混乱	( )	(√)		
		没有障碍	(√)	( )		
		其他				
		项目	是	否	备注	
	理解力	完全理解	( )	( )		
		部分理解	(√)	( )		
		全不理解				
		其他				

					备注
音乐能力评估	节奏	敲击方式	规律性	自由无固定模式(√)	
				有固定模式( )	
			受影响度	节奏不受音乐影响(√)	
				节奏受音乐影响( )	

续表

音乐能力评估	节奏	敲击方式	力度	敲击充满力量（ ）	
				敲击力度很小（√）	
		节奏模仿能力	完成节奏的复杂度	完整模仿简单节奏（ ）	不理解
				完整模仿复杂节奏（ ）	
				无法完成节奏模仿（√）	
		节奏记忆能力	节奏记忆长度	1（ ）2（ ）3（ ）4（ ）5（ ）6（ ）7（ ）8（ ）小节	
				无法完成节奏记忆（√）	不理解
	旋律	歌唱的音准		完全准（ ）	
				部分准（ ）	
				完全不准（√）	
		歌唱完整性		唱整首儿歌（ ）	
				唱某部分（ ）	小节数： 词句：
				哼唱整首旋律（ ）	
				哼唱某部分旋律（ ）	小节数：
				没有发出声音（ ）	
				无法完成歌唱（√）	
		歌词清晰度		全部发音清晰（ ）	
				部分发音清晰（ ）	清晰的字词：
				发音全不清晰（√）	
	音色	辨别乐器音色		可以辨别（ ）	
				可以部分辨别（ ）	可辨别的乐器：
				完全不能辨别（√）	

续表

音乐能力评估	音程	辨别音程度数	能辨别2度（ ）
			能辨别3度（ ）
			能辨别4度（ ）
			能辨别5度（ ）
			能辨别6度（ ）
			能辨别7度（ ）
			能辨别8度（ ）
			能辨别大于8度（ ）
			无法辨别（√）
	强弱	听出强弱	能（ ）否（√）
		模仿强弱	能（ ）否（√）
	其他	是否对某声音有不适反应	是（ ）否（√）
		聆听时是否有特殊行为	是（ ）否（√）
		是否有特别的音乐喜好	是（ ）否（√）
综合评价		积极资源	淘淘性格开朗，好奇心强，不排斥他人，无攻击行为，肢体行为无异常。年龄小，处于康复的黄金期。
		需要改善的领域	1. 听辨能力：尚未形成良好的听觉习惯，需要培养对于聆听声音的兴趣。 2. 言语能力：处于咿呀学语期，有待开发更多的言语表达。 3. 注意力：注意力持续时间较短，需培养专注力。 4. 行为多动：无法安坐参与活动。
		预定治疗目标	1. 培养对于声音和音乐的聆听兴趣，建立良好的听觉习惯。 2. 促进言语模仿，培养发声的积极性。 3. 提高注意力，增加活动的参与度。 4. 培养安坐、等待的能力。 5. 提高社交能力，增加与他人的互动。

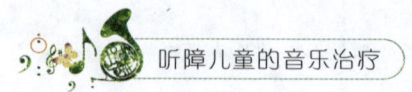

3. 制定方案

通过初步评估,治疗师对淘淘的各方面情况有了初步了解,确认了淘淘的积极资源以及需要改善的领域,初步制定了治疗目标。根据评估的结果,治疗师制定了具体的治疗方案,请看下表。

团体音乐治疗方案

音乐治疗师:王芳菲　　　日期:2016年3月7日　　　是否录像:是

辅助治疗师:无　　　　　时间:10:10　　　　　　　录像负责人:李老师

陪同人员:无　　　　　　实施频率:每周两次

组名:听障亲子班		病症:听力障碍	第(1)次治疗	地点:507
治疗目标	长期目标 (用"长期" 表示)	长期1:培养对于声音和音乐的聆听兴趣,建立良好的听觉习惯。 长期2:促进言语模仿,培养发声的积极性。 长期3:提高注意力,增加活动的参与度。 长期4:培养安坐、等待的能力。 长期5:提高社交能力,增加与治疗师和其他小朋友之间的互动。		
	短期目标 (用"短期" 表示)	短期1:第一阶段,《一起来敲鼓》活动中能够主动敲击治疗师伸过来的鼓,至少一次。(长期1) 短期2:第一阶段,在《走走停停》活动中,能够聆听音乐的起止完成走步和停止的动作至少一次。(长期1)		

续表

治疗目标	短期目标（用"短期"表示）	短期3：第一阶段，在《各种各样的"啊"》活动中，当治疗师把话筒放到淘淘面前时，淘淘至少一次发出"啊"的声音。（长期2） 短期4：第一阶段，在单次治疗中，能够安坐完成至少一个活动。（长期3）（长期4） 短期5：第一阶段，唱《再见歌》时能主动挥手与治疗师再见至少一次。（长期5） 短期6：第一阶段（1—10次治疗），在《你好歌》时能够回应治疗师的邀请，主动与治疗师握手，至少一次。（长期5）		
治疗方案	序号	活动名称	内容	备注
	1	你好歌	治疗师弹唱《你好歌》，与儿童和家长握手问好。	
	2	一起来敲鼓	治疗师一边唱《敲鼓歌》一边伸出哑鼓，邀请儿童拿鼓槌敲击。	
	3	走走停停	治疗师弹钢琴，儿童根据钢琴的起止快慢进行走、停、跑等动作反应。	
	4	各种各样的"啊"	治疗师手拿话筒，邀请儿童发出不同的"啊"的声音，例如"大声的啊"、"小声的啊"、"长长的啊"、"短短的啊"。	
	5	再见歌	治疗师边弹唱《再见歌》边挥手与儿童和家长再见。	

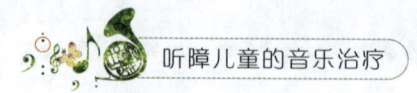

续表

	类型	名称	数量	用于哪个活动	备注
准备工作	乐器	电钢琴	1	《你好歌》《再见歌》	
	玩教具	哑鼓和鼓槌	10	《一起来敲鼓》	
		玩具话筒	1	《各种各样的"啊"》	
	其他设备				
其他					

北京市残疾人康复服务指导中心　心理康复科

二、治疗实施阶段

1. 实施音乐治疗

治疗师完成了准备工作，迎来了第一次小组亲子音乐治疗活动。在以下的"音乐治疗记录表"中，治疗师通过"入室状态、活动内容、离室状态、活动总结"四个部分，详细记录了淘淘参加本次治疗活动的情况。

团体音乐治疗记录表（淘淘）

音乐治疗师：王芳菲　　是否录像：是　　　　日期：2016年3月7日

辅助治疗师：无　　　　录像负责人：高老师　　时间：10：10

陪同人员：无　　　　　　　　　　　　　　　　地点：507

组名：听障亲子班		记录个体：淘淘		第（1）次治疗	参加人数：8名儿童与8名家长
入室状态	淘淘由爸爸抱着进入教室，选择了一块垫子，坐在上面，淘淘坐在爸爸的前面，与其他小朋友和家长一起等待音乐治疗活动开始。				
活动内容	序号	活动名称	目的	内容	淘淘的反应
	1	你好歌	短期1、4	治疗师弹唱《你好歌》，依次与每一名儿童和家长握手问好。	淘淘坐着，一边把右手拇指放到嘴里吮吸，一边注视着治疗师。对于治疗师的握手邀请，淘淘没有伸手进行回应，于是治疗师与淘淘的爸爸握手，淘淘一直注视着治疗师。
	2	一起来敲鼓	短期3、4	治疗师一边唱《敲鼓歌》一边伸出哑鼓，邀请儿童拿鼓槌敲击。	淘淘的爸爸接过治疗师递过来的鼓槌，和淘淘说"别吃手啦，拿这个"，把鼓槌给了淘淘。淘淘松开了一直放在嘴里吮吸的右手，抓起鼓槌。爸爸握住淘淘的右手，教淘淘用鼓槌的胶皮槌头敲左手的手心，淘淘也模仿爸爸自己用胶皮鼓槌头敲自己左手的手心。

续表

	序号	活动名称	目的	内容	淘淘的反应
活动内容	2	一起来敲鼓	短期3、4	治疗师一边唱《敲鼓歌》一边伸出哑鼓，邀请儿童拿鼓槌敲击。	治疗师做敲鼓的示范，淘淘看着治疗师的动作，自己也用鼓槌敲地上的垫子。有时用嘴咬一下鼓槌。 治疗师把鼓伸到淘淘面前时，淘淘主动敲了3下，力度很轻。治疗师配合淘淘的动作唱"咚咚咚"的时候，淘淘抬起头看向治疗师的脸。当治疗师面带笑容，对淘淘说"很好"时，淘淘露出了笑容，继续注视着治疗师与旁边的小朋友互动。淘淘一直坐在自己的位置上摆弄鼓槌。 治疗师邀请一名家长带小朋友扮演治疗师的角色。小朋友拿着鼓走到淘淘面前，邀请淘淘敲鼓。淘淘笑着伸出鼓槌，连续敲了14下。在拿鼓的小朋友与其他小朋友互动时，淘淘的爸爸与淘淘互动，用鼓槌敲淘淘的小脚心、手心，吸引淘淘的注意。当敲鼓活动结束时，治疗师收回了鼓槌，淘淘又把右手的手指放到嘴里吸吮。

续表

	序号	活动名称	目的	内容	淘淘的反应
活动内容	3	各种各样的"啊"	短期4、5	治疗师手拿话筒,邀请儿童发出各种"啊"的声音,例如"大声的啊"、"小声的啊"、"长长的啊"、"短短的啊"。	治疗师拿出一个话筒,示范大声的"啊"然后唱"淘淘的大声的"(把话筒伸到淘淘的面前),邀请淘淘大声发出"啊"的声音。淘淘看着治疗师,没有发出声音。淘淘的爸爸把淘淘的小手放到爸爸的喉咙上,发出"啊"的声音,让淘淘感受声带的震动。治疗师又邀请淘淘爸爸发出"啊"的声音,之后再次邀请淘淘发声,这次淘淘发出了"啊"的声音,只是音量有些小。大家都给淘淘鼓掌,淘淘露出了满足的笑容。治疗师请家长和小朋友扮演治疗师的角色,当小朋友拿着话筒伸到淘淘面前时,淘淘主动发出了"啊"的声音,然后给自己鼓掌。
	4	走走停停	短期6	治疗师弹钢琴,儿童根据钢琴声的起止快慢进行走、停、跑等动作反应。	淘淘爸爸牵着淘淘的两只手,随着音乐的起止走动、停住,淘淘走了两步就蹲下不想走了,淘淘的爸爸把淘淘扶起来继续走,走了两步淘淘又蹲下了,之后就不愿意起来了。淘淘爸爸想拉着淘淘继续走,淘淘忽然哭闹起来。于是淘淘的爸爸把淘淘抱起来,和治疗师说"淘淘可能昨天没睡好",然后抱着淘淘进行安抚。过了一会儿,淘淘停止了哭声。

续表

	序号	活动名称	目的	内容	淘淘的反应
活动内容	5	再见歌	短期2、4	治疗师一边弹唱《再见歌》一边挥手与儿童和家长再见。	淘淘的爸爸一手抱着淘淘,另一只手握住淘淘的手挥动,一起唱《再见歌》,淘淘情绪稳定,看着治疗师。治疗师唱完后,淘淘发出"啊——"的声音。

离室状态	淘淘情绪平稳,由爸爸抱着离开了治疗室。

今日活动总结	儿童总体状态	淘淘今日总体来说参与度较高,在《一起来敲鼓》和《各种各样的"啊"》活动中积极参与互动,表现出对活动的兴趣。当淘淘出现注意力不集中的情况时,淘淘的爸爸能够与淘淘互动,帮助淘淘安坐在位置上,因此淘淘没有出现到处走动的行为。虽然在"走走停停"的活动时淘淘由于困倦出现了哭闹,但经过爸爸的安抚,唱《再见歌》时,淘淘又恢复了稳定的情绪。		
	目标完成情况	目标项目	是否完成	备注
		短期1:第一阶段,在唱《你好歌》时能够回应治疗师的邀请,主动与治疗师握手,至少一次。(长期5)	否	淘淘尚未与治疗师建立起信任关系,尚处于观察和适应新环境的阶段。
		短期2:第一阶段,唱《再见歌》时能主动挥手与治疗师再见至少一次。(长期5)	否	淘淘只是注视和观察治疗师,没有挥手。
		短期3:第一阶段,《一起来敲鼓》活动中能够主动敲治疗师伸过来的鼓,至少一次。(长期1)	是	淘淘在活动中多次敲鼓,表现出对敲鼓活动的兴趣。

续表

<table>
<tr><th colspan="2"></th><th>目标项目</th><th>是否完成</th><th>备注</th></tr>
<tr><td rowspan="8">今日活动总结</td><td rowspan="3">目标完成情况</td><td>短期4：第一阶段，在单次治疗中，能够安坐完成至少一个活动。（长期3）（长期4）</td><td>是</td><td>在《你好歌》、《一起来敲鼓》、《各种各样的"啊"》中均能保持安坐。</td></tr>
<tr><td>短期5：第一阶段，在《各种各样的"啊"》活动中，当治疗师把话筒放到淘淘面前时，淘淘至少一次发出"啊"的声音。（长期2）</td><td>是</td><td>淘淘两次发出了"啊"的声音，第二次更为主动，声音的音量更大。</td></tr>
<tr><td>短期6：第一阶段，在《走走停停》活动中，能够聆听音乐的起止完成走步和停止的动作至少一次。（长期1）</td><td>否</td><td>淘淘由于困倦导致哭闹，故未能完成此活动。</td></tr>
<tr><td>治疗师的思考及感悟</td><td colspan="3">在本次治疗中，淘淘对于感兴趣的活动表现出了持续的注意力和参与的主动性。在三个活动中能够保持安坐。淘淘的爸爸与淘淘之间的互动展现出爸爸对于淘淘的支持和关注，爸爸是负责的家长，能够对于淘淘的表达进行及时的回应，同时对于治疗师的活动也提供了有力的支持，这对于淘淘的康复非常有益。
今天淘淘由于前一天晚上睡眠不好，导致参加活动时出现困倦和哭闹的情况，影响了参加活动的质量。下一次活动前注意向家长了解孩子当日的身体状态，以对活动的时间和内容进行相应调整。</td></tr>
<tr><td>下次计划</td><td colspan="3">唱《你好歌》时，让淘淘手拿沙蛋或水果沙锤，与治疗师一起演奏，转移淘淘对吮吸手指的注意力。
在《各种各样的"啊"》活动中，请淘淘手拿话筒与其他小朋友互动。
把《走走停停》活动放在发声活动之前。
以上为初步计划，详细治疗方案将在下次治疗前完成。</td></tr>
</table>

北京市残疾人康复服务指导中心　心理康复科

2. 记录治疗过程

第一阶段（1—10次治疗）：

第一阶段是治疗师与淘淘建立信任关系的阶段。

淘淘经过第一阶段的活动适应了新环境，与治疗师的互动逐渐增多。淘淘从第4次治疗开始在《你好歌》活动的时候会主动伸出手与治疗师握手。对于丰富多样的音乐活动表现出了浓厚的兴趣和参与积极性。

第二阶段（11—20次治疗）：

在第二阶段，淘淘主动发声的现象增多，聆听兴趣和习惯逐渐建立。

在《你好歌》活动中，淘淘笑着注视治疗师，跟随歌曲用左手上下摇动水果沙锤，当治疗师拿着尤克里里到淘淘面前的时候，淘淘会主动伸手拨动治疗师手中的琴弦，发出"嗯~嗯~"的声音。

淘淘对于声音的敏感度增强，当别的小朋友弹奏钢琴的时候，淘淘会走上前听小朋友弹琴。在乐器听辨活动中，淘淘能够听辨出手鼓的声音。在"走走停停"活动中，淘淘能够根据音乐的起止做出走步和停住的动作反应。

第三阶段（21—30次治疗）：

在第三阶段，淘淘的理解能力和模仿能力不断提高，在听指令以及社交方面有了更大的进步。

在《小小指挥家》、《乐器演奏》等活动中，淘淘能够担任指挥的角色，与其他小朋友一起互动、一起合作，按顺序等待。淘淘与治疗师弹琴时会主动敲击不同音区的琴键，模仿治疗师弹琴的方式，敲击变得更有力。

第四阶段（31—40次治疗）：

在第四阶段，淘淘的进步主要体现在言语和肢体协调能力上。

淘淘不再只说单字，现在能说两个字的单词了。在"手偶合唱团"活动中，淘淘能够指着手偶说"大象、长（颈）鹿、老鼠"等动物的名称。

在踢踏鼓活动中，淘淘能够稳稳地坐在箱鼓上，模仿老师的动作，用两脚的脚跟敲击鼓面，节奏均匀。在"音乐桥"（踩音乐垫排成的独木桥）活动中，淘淘可以拉着妈妈的手主动走上音乐桥，一直走到音乐桥的尽头，走路的步态更加协调稳健。

三、治疗评价阶段

第四阶段的治疗完成后，治疗师为淘淘进行了第四次的阶段性评估。评估结果如下。

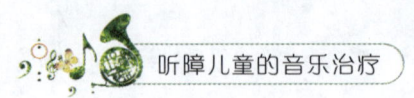

听障儿童音乐治疗阶段性评估表

儿童姓名：淘淘　　　　　　　性别：男　　　　　　年龄：2岁

障碍类别：听力障碍（人工耳蜗）　评估日期：2016.11.7　评估人：王芳菲

评估次数：4

		项目	是	否	备注	综合说明
语言能力		能够发出声音	(√)	( )		淘淘的主动语言较多，能说两个字的词，发音尚不清晰。
		有主动语言	(√)	( )		
		能够说单字	(√)	( )		
		能够说单词	(√)	( )		
		能够说句子	( )	(√)		
		能控制说话音量	(√)	( )		
		说话声调正确	(√)	( )		
		发音清晰	( )	(√)		
		其他				
		项目（独立完成）	是	否	备注	综合说明
动作能力	协调能力	双手协调	(√)	( )		肢体协调能力未见异常。
		双脚协调	(√)	( )		
		手脚协调	(√)	( )		
		其他				
		项目	是	否	备注	综合说明
儿童行为能力评估	适应性行为	能够待在房间里	(√)	( )		淘淘能够治疗全程在治疗教室里参加活动，对于感兴趣的活动能够保持专注、安坐在自己的位置上等待。
		能够安坐	(√)	( )		
		遵守秩序	(√)	( )		

续表

		项目	是	否	备注	综合说明
儿童行为能力评估	不适当行为	阻抗	( )	(√)		未发现不适当行为。
		多动	( )	(√)		
		自伤	( )	(√)		
		伤人	( )	(√)		
		冲动性行为	( )	(√)		

	项目	是	否	备注	综合说明
情绪情感	友好愉快	(√)	( )		淘淘性格开朗、友好，情绪稳定。
	愤怒敌对	( )	(√)		
	焦虑	( )	(√)		
	恐惧	( )	(√)		
	被动	( )	(√)		
	退缩	( )	(√)		
	情绪不稳定	( )	(√)		
	其他				

	项目	是	否	备注	综合说明
人际沟通能力	面对新伙伴或陌生人时很自然	(√)	( )		淘淘在团体中表现适应，与治疗师以及其他的小朋友互动良好，能够听从指令，按顺序等待。
	关心他人	(√)	( )		
	有对视	(√)	( )		
	只与特定的某人沟通	( )	(√)		
	能简单回答问题	( )	(√)		
	有非语言沟通	( )	(√)		
	能用语言表达需求	(√)	( )		
	能够听从指令	(√)	( )		
	能够等待	(√)	( )		
	其他				

续表

		项目	是	否	备注	综合说明
认知能力	注意力	注意力集中	(√)	( )		淘淘对于喜欢的活动能够保持注意力。能够理解治疗师的指令和大多数活动内容，主动参与。
		其他				
	记忆力	项目	是	否	备注	
		记忆困难	( )	(√)		
		记忆混乱	( )	(√)		
		没有障碍	(√)	( )		
		其他				
	理解力	项目	是	否	备注	
		完全理解	( )	( )		
		部分理解	(√)	( )		
		全不理解	( )	( )		
		其他				

				备注
音乐能力评估	节奏	敲击方式	规律性	自由无固定模式 (√)
				有固定模式 ( )
			受影响度	节奏不受音乐影响 (√)
				节奏受音乐影响 ( )
			力度	敲击充满力量 (√)
				敲击力度很小 ( )
		节奏模仿能力	完成节奏的复杂度	完整模仿简单节奏 (√)
				完整模仿复杂节奏 ( ) 不理解
				无法完成节奏模仿 ( )

续表

音乐能力评估	节奏	节奏记忆能力	节奏记忆长度	1 (√) 2 ( ) 3 ( ) 4 ( ) 5 ( ) 6 ( ) 7 ( ) 8 ( ) 小节
				无法完成节奏记忆 ( )
	旋律	歌唱的音准		完全准 ( )
				部分准 ( )
				完全不准 (√)
		歌唱完整性		唱整首儿歌 ( )
				唱某部分 ( ) / 小节数： 词句：
				哼唱整首旋律 ( )
				哼唱某部分旋律 ( ) / 小节数：
				没有发出声音 ( )
				无法完成歌唱 (√)
		歌词清晰度		全部发音清晰 ( )
				部分发音清晰 ( ) / 清晰的字词：
				发音全不清晰 (√)
	音色	辨别乐器音色		可以辨别 ( )
				可以部分辨别 (√) / 可辨别的乐器：手鼓
				完全不能辨别 ( )
	音程	辨别音程度数		可以辨别 ( )
				可以部分辨别 (√)
				完全不能辨别 ( )
				能辨别 2 度 ( )
				能辨别 3 度 ( )

续表

音乐能力评估	音程	辨别音程度数	能辨别4度（ ）	
			能辨别5度（ ）	
			能辨别6度（ ）	
			能辨别7度（ ）	
			能辨别8度（ ）	
			能辨别大于8度（ ）	
			无法辨别（√）	
	强弱	听出强弱	能（√）否（ ）	
		模仿强弱	能（√）否（ ）	
	其他	是否对某声音有不适反应	是（ ）否（√）	
		聆听时是否有特殊行为	是（√）否（ ）	发出"啊、嗯"的声音，摇晃身体。
		是否有特别的音乐喜好	是（ ）否（√）	
综合评价		评估结果综述	优势：淘淘性格开朗友好，对于喜欢的音乐活动能够积极参与和配合、保持专注、能够安坐在自己的位置上按顺序等待。喜欢与人沟通，与治疗师以及其他的小朋友互动良好。 能说两个字。能辨别部分乐器的音色，听出声音的强弱、长短、高低的特性。 劣势：发音不清晰，能说的词句较少，需要继续开发言语能力。	
		有哪些改善和提高	1. 淘淘的主动语言增多，词汇量增加。由原来只说单字发展到能说两个字的词。 2. 淘淘对于声音和音乐的敏感度有所提高，能够听辨出部分乐器的音色，能够听出声音的高低、音量的大小、长短等特质。能够模仿敲击出简单的节奏。 3. 淘淘的肢体协调能力和大运动能力提高，走路不再摇摇晃晃，步态稳健、步速更快。	

续表

综合评价	有哪些改善和提高	4. 淘淘与治疗师以及其他的小朋友之间的互动频率增加，能够与他人合作、听从指令、按顺序等待。在表演时不再害羞，更加自信。 5. 淘淘的专注力增强，能够完整参加大部分治疗活动。 6. 淘淘的理解力增强，能够听懂大部分指令，明白活动的要求。
	是否结案	否

通过四个阶段的音乐治疗干预，淘淘在言语、听觉、行为、运动、社交等多方面获得了一定程度的改善。在今后的治疗中，治疗师将继续根据淘淘的个人康复需求设定新阶段的目标，也在考虑是否给淘淘安排个体治疗，将小组治疗与个体治疗相结合，与淘淘的家长、康复师密切配合，帮助淘淘实现全面康复。

个案2：小乐（化名）

该案例是听障儿童的音乐治疗个案。和团体治疗或者亲子治疗不同的是，在听障儿童的个体治疗中，治疗师需要个性化地制订治疗目标。尤其是通过多种形式的音乐活动来锻炼儿童的音乐感知能力，从而推动儿童听说、认知、行为等能力综合发展。

一、治疗准备阶段

1. 收集资料

在实施音乐治疗之前，音乐治疗师首先邀请了小乐的家长填写了"儿童音乐治疗前调查问卷"。同时,治疗师与小乐的听力语言康复老师进行沟通,并查看了小乐的康复评估记录。以下是"儿童音乐治疗前调查问卷"的详细内容。

儿童音乐治疗前调查问卷

儿童姓名:小乐	性别:女	出生年月:2012年8月	照片
家长姓名:李×	与儿童的关系:母女		
家庭住址:北京市××区××路××号			
固定电话:010-×××××××	手机:158×××××××		
电子邮箱:			
在读学校:无			
紧急联系人:李×	电话:158×××××××		
就诊医院:	主治医生:		
康复诊断症状:先天性耳聋			
病因病史:小乐一岁一个月的时候进行了人工耳蜗移植手术,一岁三个月的时候开机。			
具体症状(需要改善的问题):			
有无某种发作:无	发作原因:	发作频率:	
症状程度:	轻度( ) 中度( ) 重度(√)		
是否服药:否	药名及服药时间:	是否有副作用:	
目前为止该儿童接受过哪些治疗方式,效果如何:			
该儿童的性格特征:开朗(√) 内向( ) 其他:			
该儿童有何爱好:跳舞、唱歌			

续表

该儿童的音乐经历（是否学过乐器、唱歌或参加过音乐类活动等）：否	
是否喜欢音乐：是	是否有特殊的音乐行为：无
喜欢的声音、音乐、儿歌、乐器： 动画片歌曲	讨厌的声音、音乐、儿歌、乐器： 无
您为何选择音乐治疗，您希望通过音乐治疗使该儿童的哪些方面得到改善和帮助： 增强对话和听辨能力，放松心情。	
您是否同意治疗师使用文字、声音、影像来记录治疗过程：同意（√）不同意（　）	
您希望该儿童接受多长时间的音乐治疗：三个月（　）半年（　）一年（　）更长（√）	
您决定治疗后能否坚持每次都来，避免间断及半途而废：能（√）不能（　）	
儿童每周可参加音乐治疗的时间：	
其他建议或要求：	

十分感谢您的合作。此调查问卷将会得到妥善保存和管理，在未征得您同意前不会对外泄漏您的隐私。——北京市残疾人康复服务指导中心　心理康复科

2. 初次评估

2016年3月1日，小乐参加了第一次音乐治疗评估活动。采取观察记录法，通过与评估内容相适应的音乐活动进行评估，下表为初次评估的结果。

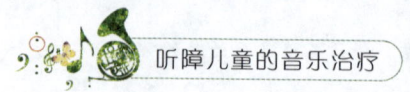

听障儿童音乐治疗初步评估表

儿童姓名：小乐　　　　性别：女　　　　年龄：3 岁半

障碍类别：听力障碍　　评估日期：2016.3.1.　　评估人：唐瑶瑶

评估次数：第（1）次

	项目	是	否	备注	综合说明
语言能力	能发出声音	(√)	( )		小乐能够理解治疗师的语言及指令，有主动语言但出现较少且句子简单；不能很好地控制说话的音量，基本表现为较小声说话，在治疗师的提醒下，会突然将音量增至数倍。吐字较为模糊，个别词语音调略显奇怪。
	有主动语言	(√)	( )	主动语言较少	
	能够说单字	(√)	( )		
	能够说单词	(√)	( )		
	能够说句子	(√)	( )	以模仿为主，5—6个字	
	能控制说话音量	( )	(√)	音量忽大忽小	
	说话声调正确	( )	(√)	部分音调奇怪	
	发音清晰	( )	(√)	发音较为模糊	
	其他				

		项目	是	否	备注	综合说明
儿童行为能力评估	适应性行为	能够待在房间里	(√)	( )		
		能够安坐	( )	(√)	活动中数次出现持续性离开座位的现象	

第五章 听障儿童音乐治疗的案例分享

续表

		项目	是	否	备注	综合说明
儿童行为能力评估	适应性行为	遵守秩序	( )	(√)	有不按要求玩乐器跑跳的现象	小乐不能够安坐在椅子上，有多动表现，期间多次离开座位，在室内走动。当小乐对道具或乐器感兴趣时，能够听从并完成指令。有故意不听从或做错的表现。
	不适当行为	阻抗	( )	(√)		
		多动	(√)	( )	有随意跑跳、躺地等行为	
		自伤	( )	(√)		
		伤人	( )	(√)		
		冲动性行为	(√)	( )	有突然大声喊叫或大力快速敲击乐器的行为出现	

		项目（独立完成）	是	否	备注	综合说明
动作能力	协调能力	双手协调	(√)	( )		小乐能够模仿做出动作，反应较慢。粗大与精细运动，协调性尚可。
		双脚协调	(√)	( )		
		手脚协调	(√)	( )		
		其他				

	项目	是	否	备注	综合说明
情绪情感	友好愉快	(√)	( )		小乐情绪表现较为稳定、愉快。也同时有些被动羞怯，不愿意主动参与活动，需要治疗师多次的引导。
	积极配合	(√)	( )		
	愤怒敌对	( )	(√)		
	焦虑	( )	(√)		
	恐惧	( )	(√)		
	被动	(√)	( )		

续表

	项目	是	否	备注	综合说明
情绪情感	退缩	( )	(√)		
	情绪稳定	(√)	( )		
	其他				

	项目	是	否	备注	综合说明
人际沟通能力	面对陌生人时很自然	( )	(√)	面对陌生人比较拘谨，身体显得僵硬	小乐第一次见到治疗师时，显得较为拘谨，身体僵硬，基本能够听从并完成治疗师给予的大部分指令。在与治疗师沟通时，有眼神交流，可回答简单的问题。
	关心他人	( )	(√)		
	有对视	(√)	( )		
	能简单回答问题	(√)	( )		
	有非语言沟通	(√)	( )		
	能用语言表达需求	( )	(√)		
	能够听从指令	(√)	( )	能够听从大部分指令	
	其他				

		项目	是	否	备注	综合说明
认知能力	注意力	注意力集中	( )	(√)	有音乐时注意力较集中	小乐在有音乐时注意力较为集中，参与度较高。无音乐时注意力分散，容易被周围环境吸引。小乐记忆尚可，能够跟随治疗师哼唱部分《你好歌》《再见歌》
		注意力持续时间	( )分钟			
		其他				
		项目	是	否	备注	
	记忆力	记忆困难	( )	(√)		
		记忆混乱	( )	(√)		
		没有障碍	(√)	( )		
		其他				

续表

		项目	是	否	备注	综合说明
认知能力	理解力	完全理解	( )	( )		当治疗师给出单一的指令时小乐能够理解，当治疗师给出复杂的指令时小乐不能马上理解。
		部分理解	(√)	( )		
		全不理解	( )			
		其他				

					备注
音乐能力评估	节奏	敲击方式	规律性	自由无固定模式 (√)	
				有固定模式（ ）	
			受影响度	节奏不受音乐影响 (√)	
				节奏受音乐影响（ ）	
			力度	敲击充满力量（ ）	忽大忽小
				敲击力度很小（ ）	
		节奏模仿能力	完成节奏的复杂度	完整模仿简单节奏 (√)	
				完整模仿复杂节奏（ ）	
				无法完成节奏模仿（ ）	
		节奏记忆能力	节奏记忆长度	1(√) 2( ) 3( ) 4( ) 5( ) 6( ) 7( ) 8( ) 小节	
				无法完成节奏记忆（ ）	不理解

续表

音乐能力评估	旋律	歌唱的音准	完全准（ ）	
			部分准（ ）	
			完全不准（√）	
		歌唱完整性	唱整首儿歌（√）	
			唱某部分（ ）	小节数：2 词句：
			哼唱整首旋律（ ）	
			哼唱部分旋律（√）	小节数：2
			没有发出声音（ ）	
			无法完成歌唱（ ）	
		歌词清晰度	全部发音清晰（ ）	
			部分发音清晰（√）	
			发音全不清晰（ ）	
	音色	辨别乐器音色	可以辨别（√）	
			可以部分辨别（ ）	可辨别乐器：鼓、串铃、响板、木质类乐器与金属类乐器。
			完全不能辨别（ ）	
	音程	辨别音程度数	能辨别2度（ ）	
			能辨别3度（ ）	
			能辨别4度（ ）	
			能辨别5度（ ）	
			能辨别6度（ ）	
			能辨别7度（√）	
			能辨别8度（√）	仅可辨别高低
			能辨别大于8度（√）	

续表

音乐能力评估	强弱	听出强弱	能（√）否（　）
		模仿强弱	能（√）否（　）
	其他	是否对某声音有不适反应	是（　）否（√）
		聆听时是否有特殊行为	是（　）否（√）
		是否有特别的音乐喜好	是（√）否（　）欢快的儿歌
综合评价	积极资源		小乐喜爱音乐活动，参与比较积极，反应较快，认知无障碍，已建立基本的听能力和言语能力。
	需要改善的领域		语言能力：小乐在活动中，有主动语言但出现较少且句子较为简单； 不能很好地控制说话的音量； 吐字较为模糊，一句话中个别词语音调略显奇怪。 需控制冲动性行为以及安坐能力。
	预定治疗目标		提高自我控制能力，改善语言和沟通能力。

3. 制定方案

在每一次的治疗实施之前，治疗师都会为小乐制定治疗活动方案。随着总的长期目标的制定，在不同的实施阶段，治疗方案中的短期目标、活动设计、乐器的运用都会跟随小乐的治疗进程和自身成长的推进而调整。下面将列举小乐近期的一次治疗（第42次治疗）方案设计。在这个阶段，治疗的目标主要集中于提高小乐的自我控制力和音乐的清晰度等方面。

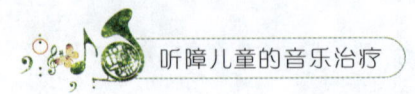

音乐治疗方案（个体）

音乐治疗师：唐瑶瑶　叶莹　　日期：2016年11月14日　　是否录像：否

时间：10：50—11：30　　　录像负责人：无

陪同人员：无　　　　　　　实施频率：一周两次

<table>
<tr><td colspan="2">儿童姓名：小乐</td><td>病症：听力障碍</td><td>第（42）次治疗</td><td>地点：505</td></tr>
<tr><td rowspan="6">治疗目标</td><td>长期目标
（用"长期"表示）</td><td colspan="3">长期1：提高自我控制能力
长期2：提高语言清晰度</td></tr>
<tr><td>短期目标
（用"短期"表示）</td><td colspan="3">短期1：2016年10月中旬—12月下旬期间，在每次治疗中，治疗师给予来访者两种行为指令，来访者违反行为指令总数低于5次。（长期1）
短期2：2016年10月中旬—12月底期间，在每次治疗的"大与小"环节中，治疗师给予来访者六次控制力度与音量大小的指令，来访者能够完成四次以上的指令。（长期1）
短期3：2016年10月中旬—12月底期间，每次治疗的"歌曲图画"中，治疗师准备五幅图画，来访者可根据图画清晰唱出对应歌词至少三次。（长期2）
短期4：2016年10月中旬—12月底期间，在每次治疗的"发声练习"中，治疗师给予来访者五个元音字母，来访者能够清晰发音三个及以上。（长期2）</td></tr>
</table>

<table>
<tr><td rowspan="3">治疗方案</td><td>序号</td><td>活动名称</td><td>内容</td><td>备注</td></tr>
<tr><td>1</td><td>你好歌</td><td>治疗师用吉他弹奏《你好歌》，向小乐问好，小乐要与治疗师握手问好。</td><td></td></tr>
<tr><td>2</td><td>发声练习</td><td>治疗师弹吉他，引导小乐拿话筒跟随旋律唱"A、E、I、O、U"五个元音字母。</td><td></td></tr>
</table>

续表

	序号	活动名称	内容	备注
治疗方案	3	歌曲与图画	治疗师出示图片，小乐根据图片唱出对应的歌词。 歌曲：《童心气球》 词汇：红色，气球，大山，太阳，手。	
	4	大与小	小乐挑选自己喜欢的乐器。治疗师弹钢琴，小乐跟随治疗师的音乐控制演奏乐器。治疗师随着引导小乐按照音量的大小变化，随着音乐起伏进行敲击。	
	5	走走停停	治疗师演奏钢琴，小乐根据音乐形态完成动作。 如音乐开始：小乐在软垫上走动； 音乐停止：小乐停； 和弦跳音：双脚跳跃； 从高音向低音的琶音：后退； 海洋鼓：爬； 按钟：蹲下。	
	6	再见歌	治疗师弹唱《再见歌》，与小乐挥手再见。	

	类型	名称	数量	用途	备注
准备工作	乐器	电钢琴	1	歌曲伴奏、声音指令	
		吉他	1	歌曲伴奏	
		海洋鼓	1	声音指令	
		按钟	1	声音指令	
	玩教具	彩色地垫	若干	走和停的指令训练	
	其他设备	自制图片若干	若干	词汇提示	
其他					

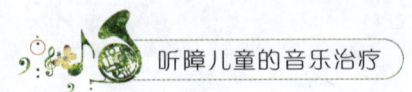

二、治疗实施阶段

1. 实施音乐治疗

治疗实施和记录一方面可以验证治疗前的目标制定以及活动设计的可行性，另一方面可以为今后目标制定和活动设计提供准确的依据。对于治疗师来说，能否根据来访者当下的情况及时做出调整也是很重要的。举例如下：

音乐治疗记录（个体）

音乐治疗师：唐瑶瑶　叶莹　　是否录像：否　　日期：2016年11月14日

时间：10：50—11：30　　　　陪同人员：无　　地点：505音乐治疗室

儿童姓名：小乐		性别：女	年龄：4		第（42）次治疗
入室状态	小乐由奶奶带入教室，奶奶表示小乐感冒了，昨天回家晚没休息好，小乐显得有些疲惫，眼睛红红的含着眼泪，主动小声与治疗师说"老师我眼睛发炎了"。				
活动内容	序号	名称	目标	内容	儿童的反应
	1	你好歌	短期1：离开座位冲动性行为	治疗师用吉他弹奏《你好歌》，向小乐问好，小乐要与治疗师握手问好。	小乐一开始情绪不高，有点闷闷的，在演唱《你好歌》的后半部分时情绪开始变得高涨起来。

第五章 听障儿童音乐治疗的案例分享

续表

	序号	名称	目标	内容	儿童的反应
活动内容	2	发声练习	短期4：清晰唱出5个元音字母 短期1：离开座位冲动性行为	治疗师弹吉他，引导小乐拿话筒跟随旋律唱"A、E、I、O、U"五个元音字母。	小乐可拿话筒主动演唱五个元音字母且发音清晰，但声音小。治疗师语言提示小乐可放大音量，小乐突然以喊叫的方式唱出字母，之后又恢复小声。中途治疗师试着用吉他弹分解和弦代替扫弦伴奏，小乐表示"这个声音真好听"。
	3	歌曲与图画	短期3：清晰唱出图片对应歌词 短期1：离开座位冲动性行为	治疗师出示图片，小乐根据图片唱出对应的歌词。 歌曲：《童心气球》 词汇：红色，气球，大山，太阳，手。	小乐看到"红色气球"图片时，出现主动语言"我家橡皮泥也有这个颜色"。小乐能够很快地说出"太阳，气球"，"大山，手，红色"，可在治疗师的引导下发音准确。
	4	大与小	短期2：控制乐器音量大小 短期1：离开座位冲动性行为	小乐挑选自己喜欢的乐器。治疗师弹钢琴，小乐跟随治疗师的音乐控制演奏乐器。治疗师引导小乐按照音量的大小变化，随着音乐起伏进行敲击。	小乐可完成前2次指令，之后小乐专注于乐器，始终在用手探索，与治疗师没有眼神交流，在治疗师的提示下，小乐仍将注意力放在乐器上，不能跟随治疗师的音乐进行音量控制。

续表

	序号	名称	目标	内容	儿童的反应
活动内容	5	走走停停	短期1：冲动性行为	治疗师演奏钢琴，小乐根据音乐形态完成动作。如音乐开始：小乐在软垫上走动；音乐停止：小乐停；和弦跳音：双脚跳跃；从高音向低音的琶音：后退；海洋鼓：爬；按钟：蹲下。	在活动中，面对治疗师的指令及引导，小乐趴在垫子上没有完成指令，出现阻抗。治疗师询问小乐是否累了，小乐看着治疗师点了点头。于是治疗师结束了此环节进入《再见歌》。
	6	再见歌	短期1：离开座位冲动性行为	治疗师弹唱《再见歌》，与小乐挥手再见。	小乐注视治疗师并小声哼唱歌曲，没有像之前活动时主动与治疗师挥手握手。结束活动后，小乐能够回应治疗师，说"老师再见"。
离室状态	小乐有点没有精神，没有像之前活动中主动与治疗师挥手握手，能够回应治疗师，说"老师再见"。				

续表

<table>
<tr><td rowspan="13">今日活动总结</td><td rowspan="2">儿童总体状态</td><td colspan="3">本次活动，由于小乐感冒身体不舒服，上周没有进行治疗，显得比较拘谨，反应较慢，状态比起之前活动有很大差别。</td></tr>
<tr><td colspan="3"></td></tr>
<tr><td rowspan="6">目标完成情况</td><td>目标项目</td><td>完成（次数/个数）</td><td>备注</td></tr>
<tr><td>无故离开座位</td><td>1</td><td></td></tr>
<tr><td>冲动性行为发生</td><td>1</td><td></td></tr>
<tr><td>完成指令音量大小的变化</td><td>2</td><td></td></tr>
<tr><td>准确唱出图片歌词</td><td>5</td><td></td></tr>
<tr><td>清晰唱出五个元音字母</td><td>5</td><td></td></tr>
<tr><td rowspan="5">治疗师的思考及感悟</td><td colspan="3">1. 本次活动，由于小乐感冒身体不舒服，上周也没有进行治疗，显得比较拘谨，状态比起之前活动有很大差别。治疗师需要在《你好歌》前做确认工作，询问小乐上周没有来的原因及身体情况，确认状态。</td></tr>
<tr><td colspan="3">2. 准备活动可将本次活动相关材料与乐器工具集中放在筐内摆放整齐，将其他乐器收好。这样活动中小乐不会被周围环境吸引，注意力会更加集中。</td></tr>
<tr><td colspan="3">3. 伴奏旋律部要尽可能简单，适合儿童。
4. 治疗师使用的音乐要和小乐状态匹配，例如小乐状态不佳，唱歌时声音较小，治疗师可轻轻拨弦/扫弦，将声音放低。
5. 治疗师要给予充分的时间，让小乐探索/玩乐器。之后面对治疗师的指令，会更容易做到。</td></tr>
<tr><td colspan="3">6. 在"歌曲与图画"活动中，治疗师可多引导小乐认识图片，促进语言交流，而不是直接告诉小乐每一幅图片是什么。之后可先让小乐听一遍完整歌曲，在唱到图片歌词时，让小乐指认图片。</td></tr>
<tr><td colspan="3"></td></tr>
<tr><td colspan="2">下次计划</td><td colspan="3">1. "歌曲与图画"中，使用新名词引导小乐发音。
2. "大与小"环节中，选用小乐喜欢的乐器，充分让小乐探索乐器。
3. "走走停停"中，用音乐形态匹配小乐状态，改变音乐形态时代表不同动物形象，让小乐发挥想象力，用动物形态行走/做出动作。</td></tr>
</table>

2. 记录治疗过程

第一个阶段：建立关系，熟悉不同的乐器和音乐活动。

在治疗的开始阶段，小乐从最初的退缩和害羞到能够自如地到治疗室中去玩乐器、唱童谣，并和音乐治疗师保持了良好的互动关系。治疗师运用了适应小乐听力水平的不同种类的乐器，并且以小乐喜爱的儿歌作为背景，激发出小乐对于音乐活动的浓厚兴趣，同时在音乐活动中不断发掘小乐的听力感知的潜力。在2016年六一儿童节前夕，小乐参加了北京市听障儿童诗歌大赛，治疗师和小乐的听力语言老师一起为小乐编排了大赛的才艺节目。因此在前期的治疗中，治疗师也着重于帮助小乐备赛，将歌谣演唱、律动、打击乐的演奏等活动融入小乐的节目中。

第二个阶段：聚焦于语言能力的提升和适应性行为的建立。

在这一阶段的治疗中，治疗师的治疗目标主要集中于小乐的语言能力的提升以及适应性行为的建立。经过一系列的活动干预后，小乐在以下两大方面有了不同程度的改善。

（一）语言能力的变化：针对此目标，主要对应为两个活动环节：分别是"元音字母旋律发声"和"歌曲与图画"。

（1）"元音字母旋律发声"：治疗师引导小乐用六个元音字母配合旋律发音，为"歌曲与图画"中的对应图片元素的固定词汇拼读做准备。小乐从前期无音调音高以喊叫方式演唱，逐渐可以有音高音调的发音，并且能主动将每个元音组词，与治疗师共同探索出新的匹配词汇，拼读能力与词汇量也有一定提高。

（2）"歌曲与图画"：以儿歌配合图画引导小乐根据图画中的元素以正确的声韵母发音唱出固定词汇。治疗师对活动进行不断的丰富和调整，加入了小乐喜爱的绘画、填色、故事、手偶等内容，小乐的注意力与参与度大大提高了。在逐步的干预活动后，小乐可以在治疗师的引导下看图画讲故事，且固定词汇的声韵母发音较为准确，词汇量、清晰度与语言表达能力有一定提高。

（二）适应性行为方面的变化：针对此目标，靶行为主要设定为控制冲动性行为，控制音量大小。

在中期评估活动中，小乐有不听从指令、阻抗、故意做错的表现；当小乐情绪较为亢奋时，会在教室中跑跳致摔倒，拍打治疗师。随着治疗的进行，小乐与治疗师的积极互动增多，冲动性行为出现少，有时活动因小乐身体不适会出现阻抗，但在治疗师要求下可继续参与活动。

控制音量大小：对应"器乐演奏"环节。在前期活动中，小乐说话、歌唱与演奏乐器音量弱，若治疗师提示，会增大音量数倍至喊叫或大力敲击。在逐步地干预之后，治疗师将音量指令与肢体动作结合，小乐能够理解音量强弱对比，根据治疗师给出的指令独立完成敲击乐器音量的渐强渐弱。

三、治疗评价阶段

本学期治疗完成后，治疗师为小乐进行了第三次阶段性评估。评估结果如下。

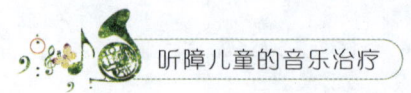

听障儿童音乐治疗阶段性评估表

儿童姓名：小乐　　　　性别：女　　　　　年龄：4 岁

障碍类别：听力障碍　　评估日期：2016.12.30.　　评估人：唐瑶瑶　叶莹

评估次数：第（3）次

	项目	是	否	备注	综合说明
语言能力	能够发出声音	（√）	（ ）		小乐能够主动与治疗师交流，且语句增长，较为连贯，语序虽有颠倒情况，但说话可理解。小乐依旧不能很好地自主控制说话的音量，将音量调整到合适的范围内。基本表现为较小声说话，在治疗师的提醒下，会突然将音量增至数倍，以喊叫的方式对话或歌唱。小乐语言清晰度有一定提高，但个别字吐字较为模糊，声母与音调个别词语有时略显奇怪。
	有主动语言	（√）	（ ）	主动语言出现较多	
	能够说单字	（√）	（ ）		
	能够说单词	（√）	（ ）		
	能够说句子	（√）	（ ）	可主动说较简短的句子，长句有语序颠倒的情况，语言可被理解	
	能控制说话音量	（ ）	（√）	活动中，会出现说话语音忽大忽小的情况	
	说话声调正确	（√）	（ ）	个别字音调稍显奇怪	
	发音清晰	（ ）	（√）	发音略模糊	
	其他				

续表

		项目	是	否	备注	综合说明
动作能力	协调能力	双手协调	(√)	( )		小乐十分喜欢肢体类律动与舞蹈，运动能力较好，能够快速模仿治疗师的动作，并自己探索新动作。
		双脚协调	(√)	( )		
		手脚协调	(√)	( )		
		其他				
儿童行为能力评估	适应性行为	项目	是	否	备注	综合说明
		能够待在房间里	(√)	( )		小乐能够听从治疗师的指令，安坐完成活动，参与度高，主动性高。
		能够安坐	(√)	( )	活动中会出现1—2次离开座位的情况，但能够在治疗师的提醒下立刻坐好	
		遵守秩序	(√)	( )		
	不适当行为	阻抗	( )	(√)		
		多动	( )	(√)		
		自伤	( )	(√)		
		伤人	( )	(√)		
		冲动性行为	( )	(√)		
情绪情感		项目	是	否	备注	综合说明
		友好愉快	(√)	( )		在活动中，小乐能够保持愉悦的情绪参与并与治疗师积极互动。但当小乐身体不适时，会有阻抗、拒绝的表现。
		积极配合	(√)	( )		
		愤怒敌对	( )	(√)		
		焦虑	( )	(√)		
		恐惧	( )	(√)		

续表

	项目	是	否	备注	综合说明
情绪情感	被动	( )	(√)		
	退缩	( )	(√)		
	情绪稳定	(√)	( )		
	其他				

	项目	是	否	备注	综合说明
人际沟通能力	面对陌生人时很自然	( )	(√)	面对陌生人有些拘谨、被动	当治疗室内有其他老师听课时,小乐会表现较为紧张,参与度比平时活动时降低一些;当小乐身体不适时,会有阻抗、拒绝的表现。
	关心他人	(√)	( )		
	有对视	(√)	( )		
	能简单回答问题	(√)	( )		
	有非语言沟通	(√)	( )		
	能用语言表达需求	(√)	( )		
	能够听从指令	(√)	( )		
	其他				

		项目	是	否	备注	综合说明
认知能力	注意力	注意力集中	( )	(√)		小乐在音乐活动中注意力集中,参与度较高。无音乐时容易被周围环境吸引。
		注意力持续时间	( ) 分钟			
		其他				
		项目	是	否	备注	
	记忆力	记忆困难	( )	(√)		
		记忆混乱	( )	(√)		
		没有障碍	(√)	( )		
		其他				

续表

认知能力	理解力	项目	是	否	备注	综合说明
		完全理解	( )	( )		
		部分理解	(√)	( )		
		全不理解	( )	( )		
		其他				

音乐能力评估	节奏				备注
		敲击方式	规律性	自由无固定模式（ ）	
				有固定模式（√）	
			受影响度	节奏不受音乐影响（ ）	
				节奏受音乐影响（√）	
			力度	敲击充满力量（ ）	
				敲击力度很小（√）	
		节奏模仿能力	完成节奏的复杂度	完整模仿简单节奏（√）	
				完整模仿复杂节奏（ ）	
				无法完成节奏模仿（ ）	
		节奏记忆能力	节奏记忆长度	1(√) 2( ) 3( ) 4( ) 5( ) 6( ) 7( ) 8( ) 小节	
				无法完成节奏记忆（ ）	

续表

音乐能力评估	旋律	歌唱的音准	完全准（　）	
			部分准（　）	
			完全不准（✓）	
		歌唱完整性	唱整首儿歌（✓）	《你好歌》《再见歌》《小手拍拍》《小红帽》《小雨沙沙》
			唱某部分（　）	小节数： 词句：
			哼唱整首旋律（✓）	
			哼唱某部分旋律（　）	小节数：
			没有发出声音（　）	
			无法完成歌唱（　）	
		歌词清晰度	全部发音清晰（　）	
			部分发音清晰（✓）	清晰的字词：
			发音全不清晰（　）	
	音色	辨别乐器音色	可以辨别（✓）	
			可以部分辨别（　）	可辨别乐器：钢琴、木琴、钢片琴、鼓、串铃、响板。木质类乐器与金属类乐器。
			完全不能辨别（　）	
	音程	辨别音程度数	能辨别2度（　）	
			能辨别3度（　）	
			能辨别4度（　）	
			能辨别5度（　）	

续表

音乐能力评估	音程	辨别音程度数	能辨别6度（√）	仅可辨别高低
			能辨别7度（√）	
			能辨别8度（√）	
			能辨别大于8度（√）	
	强弱	听出强弱	能（√）否（ ）	
		模仿强弱	能（√）否（ ）	
	其他	是否对某声音有不适反应	是（√）否（ ）	不喜欢大声、吵闹的声音
		聆听时是否有特殊行为	是（√）否（ ）	随音乐身体有摆动
		是否有特别的音乐喜好	是（√）否（ ）	儿歌
综合评价		评估结果综述	小乐反应较快，有主动语言，语言可理解；认知无障碍，注意力较为集中；情绪积极，参与度较高。	
		改善和提高	语言能力： （1）音量：不能很好地控制说话与演奏乐器的音量。 （2）清晰度：有时吐字较为模糊，语音语调与声韵母发音不清。 （3）语法：有语序颠倒情况。	
		是否结案	否	

通过音乐治疗的干预，小乐在各个方面都有了一定的进步，尤其是在冲动行为的控制以及发音的准确度方面。目前小乐十分喜欢音乐治疗活动，主动性与参与度高，能够积极配合并较好地完成指

令，主动语言的出现也越来越多。而词汇量、句子语序、音调平稳准确等方面仍然有待改善。在今后的治疗中，治疗师会着重于小乐的语言发展能力，激发新词汇，调整语法语序，加入形容词、副词训练，配合音乐故事、音乐剧等活动形式，使语言表达更清晰完整。

附 件

附表1：

儿童音乐治疗前调查问卷

儿童姓名：	性别：	年龄：	照片
家长姓名：	与儿童的关系：		
家庭住址：			
固定电话：	手机：		
电子邮箱：			
在读学校：			
紧急联系人：	电话：		
就诊医院：	主治医生：		
康复诊断症状：			
病因病史：			
具体症状（需要改善的问题）：			
有无某种发作：	发作原因：	发作频率：	
症状程度：轻度（ ） 中度（ ） 重度（ ）			
是否服药：	药名及服药时间：	是否有副作用：	
目前为止该儿童接受过哪些治疗方式，效果如何：			
该儿童的性格特征：开朗（ ） 内向（ ） 其他：			
该儿童有何爱好：			
该儿童的音乐经历（是否学过乐器、唱歌或参加过音乐类活动等）：			
是否喜欢音乐：	是否有特殊的音乐行为：		
喜欢的声音、音乐、儿歌、乐器：	不喜欢的声音、音乐、儿歌、乐器：		
您为何选择音乐治疗，您希望通过音乐治疗使该儿童的哪些方面得到改善和帮助：			

续表

您是否同意治疗师使用文字、声音、影像来记录治疗过程:同意（　）不同意（　）
您希望该儿童接受多长时间的音乐治疗:三个月（　）半年（　）一年（　）更长（　）
您决定治疗后能否坚持每次都来,避免间断及半途而废:能（　）不能（　）
儿童每周可参加音乐治疗的时间:
其他建议或要求:

十分感谢您的合作。此调查问卷将会得到妥善保存和管理,在未征得您同意前不会对外泄漏您的隐私。——北京市残疾人康复服务指导中心　心理康复科

附表2:

听障儿童音乐治疗初步评估表

北京市残疾人康复服务指导中心　心理康复科

儿童姓名:　　　　　性别:　　　　　出生年月:

障碍类别:　　　　　评估日期:　　　　评估人:

评估次数:

	项目	是	否	备注	综合说明
语言能力	能够发出声音	（　）	（　）		
	有主动语言	（　）	（　）		
	能够说单字	（　）	（　）		
	能够说单词	（　）	（　）		
	能够说句子	（　）	（　）		

续表

		项目	是	否	备注	综合说明
语言能力		能控制说话音量	( )	( )		
		说话声调正确	( )	( )		
		发音清晰	( )	( )		
		其他				
动作能力	协调能力	项目（独立完成）	是	否	备注	综合说明
		双手协调	( )	( )		
		双脚协调	( )	( )		
		手脚协调	( )	( )		
		其他				
儿童行为能力评估	适应性行为	项目	是	否	备注	综合说明
		能够待在房间里	( )	( )		
		能够安坐	( )	( )		
		遵守秩序	( )	( )		
	不适当行为	阻抗	( )	( )		
		多动	( )	( )		
		自伤	( )	( )		
		伤人	( )	( )		
		冲动性行为	( )	( )		
情绪情感		项目	是	否	备注	综合说明
		友好愉快	( )	( )		
		愤怒敌对	( )	( )		
		焦虑	( )	( )		
		恐惧	( )	( )		

续表

	项目	是	否	备注	综合说明
情绪情感	被动	( )	( )		
	退缩	( )	( )		
	情绪不稳定	( )	( )		
	其他				

	项目	是	否	备注	综合说明
人际沟通能力	面对新伙伴或陌生人时很自然	( )	( )		
	关心他人	( )	( )		
	有对视	( )	( )		
	只与特定的某人沟通	( )	( )		
	能简单回答问题	( )	( )		
	有非语言沟通	( )	( )		
	能用语言表达需求	( )	( )		
	能够听从指令	( )	( )		
	能够等待	( )	( )		
	其他				

		项目	是	否	备注	综合说明
认知能力	注意力	注意力集中	( )	( )		
		其他				
		项目	是	否	备注	
	记忆力	记忆困难	( )	( )		
		记忆混乱	( )	( )		
		没有障碍	( )	( )		
		其他				

续表

		项目	是	否	备注	综合说明
认知能力	理解力	完全理解	( )	( )		
		部分理解	( )	( )		
		全不理解	( )	( )		
		其他				
						备注
音乐能力评估	节奏	敲击方式	规律性	自由无固定模式( )		
				有固定模式( )		
			受影响度	节奏不受音乐影响( )		
				节奏受音乐影响( )		
			力度	敲击充满力量( )		
				敲击力度很小( )		
		节奏模仿能力	完成节奏的复杂度	完整模仿简单节奏( )		
				完整模仿复杂节奏( )		不理解
				无法完成节奏模仿( )		
		节奏记忆能力	节奏记忆长度	1( )2( )3( )4( )5( )6( )7( )8( )小节		
				无法完成节奏记忆( )		不理解

续表

音乐能力评估	旋律	歌唱的音准	完全准（ ）	
			部分准（ ）	
			完全不准（ ）	
		歌唱完整性	唱整首儿歌（ ）	
			唱某部分（ ）	小节数： 词句：
			哼唱整首旋律（ ）	
			哼唱某部分旋律（ ）	小节数：
			没有发出声音（ ）	
			无法完成歌唱（ ）	
		歌词清晰度	全部发音清晰（ ）	
			部分发音清晰（ ）	清晰的字词：
			发音全不清晰（ ）	
	音色	辨别乐器音色	可以辨别（ ）	
			可以部分辨别（ ）	可辨别的乐器：
			完全不能辨别（ ）	
	音程	辨别音程度数	能辨别2度（ ）	
			能辨别3度（ ）	
			能辨别4度（ ）	
			能辨别5度（ ）	
			能辨别6度（ ）	
			能辨别7度（ ）	
			能辨别8度（ ）	
			能辨别大于8度（ ）	
			无法辨别（ ）	
音乐能力评估	强弱	听出强弱	能（ ）否（ ）	
		模仿强弱	能（ ）否（ ）	

续表

音乐能力评估	其他	是否对某声音有不适反应	是（ ）否（ ）
		聆听时是否有特殊行为	是（ ）否（ ）
		是否有特别的音乐喜好	是（ ）否（ ）
综合评价	积极资源		
	需要改善的领域		
	预定治疗目标		

附表3-1：

个体音乐治疗方案

音乐治疗师：　　　　　日期：　　　　　是否录像：

辅助治疗师：　　　　　时间：　　　　　录像负责人：

陪同人员：　　　　　　实施频率：

	儿童姓名：	病症：	第（ ）次治疗	地点：
治疗目标	长期目标（用"长期"表示）			
	短期目标（用"短期"表示）			
治疗方案	序号	活动名称	内容	备注
	1			
	2			
	3			
	4			
	5			

续表

类型		名称	数量	用于哪个活动	备注
准备工作	乐器				
	玩教具				
	其他设备				
其他					

北京市残疾人康复服务指导中心　　心理康复科

附表3-2：

团体音乐治疗方案

音乐治疗师：　　　　　　日期：　　　　　　是否录像：

辅助治疗师：　　　　　　时间：　　　　　　录像负责人：

陪同人员：　　　　　　　实施频率：

	组名：		病症：	第（　）次治疗	地点：
治疗目标	长期目标（用"长期"表示）				
	短期目标（用"短期"表示）				
治疗方案	序号	活动名称		内容	备注
	1				
	2				

续表

	序号	活动名称	内容	备注
治疗方案	3			
	4			
	5			
	6			

	类型	名称	数量	用于哪个活动	备注
准备工作	乐器				
	玩教具				
	其他设备				
其他					

北京市残疾人康复服务指导中心　心理康复科

附表 4-1：

个体音乐治疗记录表

音乐治疗师：　　　　　　是否录像：　　　　　　日期：

辅助治疗师：　　　　　　录像负责人：　　　　　　时间：

陪同人员：　　　　　　　地点：

儿童姓名：		性别：	年龄：	第（　）次治疗	
入室状态					
活动内容	序号	活动名称	目的	内容	儿童的反应
	1				
	2				

续表

	序号	活动名称	目的	内容	儿童的反应
活动内容	3				
	4				
	5				

离室状态	

今日活动总结	儿童总体状态			
	目标完成情况	目标项目	是否完成	备注
	治疗师的思考及感悟			

下次计划	

北京市残疾人康复服务指导中心　心理康复科

附表4-2：

团体音乐治疗记录表

音乐治疗师：　　　　是否录像：　　　　日期：

辅助治疗师：　　　　录像负责人：　　　时间：

陪同人员：　　　　　地点：

	组名：		第（　）次治疗		参加人数（　）人
入室状态					
活动内容	序号	活动名称	目的	内容	儿童的反应
	1				
	2				
	3				
	4				
	5				
离室状态					
今日活动总结	儿童总体状态				
	目标完成情况	目标项目		是否完成	备注

续表

	目标项目	是否完成	备注
今日活动总结 / 目标完成情况			
今日活动总结 / 治疗师的思考及感悟			
下次计划			

北京市残疾人康复服务指导中心　心理康复科

附表5：

听障儿童音乐治疗阶段性评估表

北京市残疾人康复服务指导中心　心理康复科

儿童姓名：　　　　　性别：　　　　　出生年月：

障碍类别：　　　　　评估日期：　　　　评估人：

评估次数：

	项目	是	否	备注	综合说明
语言能力	能够发出声音	（　）	（　）		
	有主动语言	（　）	（　）		
	能够说单字	（　）	（　）		
	能够说单词	（　）	（　）		
	能够说句子	（　）	（　）		

续表

		项目	是	否	备注	综合说明
语言能力		能控制说话音量	( )	( )		
		说话声调正确	( )	( )		
		发音清晰	( )	( )		
		其他				
动作能力	协调能力	项目（独立完成）	是	否	备注	综合说明
		双手协调	( )	( )		
		双脚协调	( )	( )		
		手脚协调	( )	( )		
		其他				
儿童行为能力评估	适应性行为	项目	是	否	备注	综合说明
		能够待在房间里	( )	( )		
		能够安坐	( )	( )		
		遵守秩序	( )	( )		
	不适当行为	阻抗	( )	( )		
		多动	( )	( )		
		自伤	( )	( )		
		伤人	( )	( )		
		冲动性行为	( )	( )		
情绪情感		项目	是	否	备注	综合说明
		友好愉快	( )	( )		
		愤怒敌对	( )	( )		
		焦虑	( )	( )		
		恐惧	( )	( )		
		被动	( )	( )		

续表

	项目	是	否	备注	综合说明
情绪情感	退缩	( )	( )		
	情绪不稳定	( )	( )		
	其他				

	项目	是	否	备注	综合说明
人际沟通能力	面对新伙伴或陌生人时很自然	( )	( )		
	关心他人	( )	( )		
	有对视	( )	( )		
	只与特定的某人沟通	( )	( )		
	能简单回答问题	( )	( )		
	有非语言沟通	( )	( )		
	能用语言表达需求	( )	( )		
	能够听从指令	( )	( )		
	能够等待	( )	( )		
	其他				

		项目	是	否	备注	综合说明
认知能力	注意力	注意力集中	( )	( )		
		其他				
		项目	是	否	备注	综合说明
	记忆力	记忆困难	( )	( )		
		记忆混乱	( )	( )		
		没有障碍	( )	( )		
		其他				

续表

		项目	是	否	备注	综合说明
认知能力	理解力	完全理解	( )	( )		
		部分理解	( )	( )		
		全不理解	( )	( )		
		其他				

					备注
音乐能力评估	节奏	敲击方式	规律性	自由无固定模式 ( )	
				有固定模式 ( )	
			受影响度	节奏不受音乐影响 ( )	
				节奏受音乐影响 ( )	
			力度	敲击充满力量 ( )	
				敲击力度很小 ( )	
		节奏模仿能力	完成节奏的复杂度	完整模仿简单节奏 ( )	
				完整模仿复杂节奏 ( )	不理解
				无法完成节奏模仿 ( )	
		节奏记忆能力	节奏记忆长度	1( )2( )3( ) 4( )5( )6( ) 7( )8( ) 小节	
				无法完成节奏记忆 ( )	不理解

续表

音乐能力评估	旋律	歌唱的音准	完全准（ ）	
			部分准（ ）	
			完全不准（ ）	
		歌唱完整性	唱整首儿歌（ ）	
			唱某部分（ ）	小节数： 词句：
			哼唱整首旋律（ ）	
			哼唱某部分旋律（ ）	小节数：
			没有发出声音（ ）	
			无法完成歌唱（ ）	
		歌词清晰度	全部发音清晰（ ）	
			部分发音清晰（ ）	清晰的字词：
			发音全不清晰（ ）	
	音色	辨别乐器音色	可以辨别（ ）	
			可以部分辨别（ ）	可辨别的乐器：
			完全不能辨别（ ）	
	音程	辨别音程度数	能辨别2度（ ）	
			能辨别3度（ ）	
			能辨别4度（ ）	
			能辨别5度（ ）	
			能辨别6度（ ）	
			能辨别7度（ ）	
			能辨别8度（ ）	
			能辨别大于8度（ ）	
			无法辨别（ ）	

续表

音乐能力评估	强弱	听出强弱	能（ ）否（ ）	
		模仿强弱	能（ ）否（ ）	
	其他	是否对某声音有不适反应	是（ ）否（ ）	
		聆听时是否有特殊行为	是（ ）否（ ）	
		是否有特别的音乐喜好	是（ ）否（ ）	
综合评价	评估结果综述			
	有哪些改善和提高			
	是否结案			

附表 6：

个案报告发表出版知情同意书

我_____特此同意_____老师将我孩子_____的音乐治疗报告（包括资料收集表、个案评估表、音乐治疗方案和音乐治疗记录表）在《特殊儿童音乐治疗丛书》之《听障儿童的音乐治疗》书籍中发表并出版。

经由_____老师的说明，我已了解以下事项：

1. 我明白本书作者以及出版社对于我孩子的个人资料将尽全力保密，我已阅读本书中涉及我孩子的内容，并确认本书中将不会出现我个人和我孩子的姓名、身份证号码、联系方式、住址等得以辨识出个人身份的特定资料。在个案报告中，孩子的姓名将以化名的方式呈现。

2. 我能够在发表前随时撤回我的同意，并且我的孩子的治疗权益不受到任何影响。但是一旦该治疗报告交付出版（印刷），则不能撤回此同意。

3. 我也了解，我将不必担负任何费用，也不会因此获得任何金钱或物质报酬。

家长签名：_____　　_____年_____月_____日

治疗师签名：_____　　_____年_____月_____日

主管领导签名：_____　　_____年_____月_____日

北京市残疾人康复服务指导中心

_____年_____月_____日

后 记

感谢您读到这里。如果本书能够使您得到一些启发和帮助，我们将不胜荣幸和欣喜。同时也希望，若您在阅读本书以及临床实践过程中发现任何需要改进之处，能够及时向我们反馈，提出您的宝贵意见，以便我们今后能够不断改进和完善本系列丛书。

北京市残疾人康复服务指导中心自 2010 年起就开始探索如何用音乐治疗的方法帮助听障儿童进行康复，由于国内很少有音乐治疗师从事听障儿童的音乐治疗临床研究工作，因此能够提供借鉴的资料十分有限。这本书仅是我们对于这几年探索工作的整理和总结，虽然是一些浅见，但依然希望能够起到抛砖引玉的作用，让更多的音乐治疗工作者加入到听障儿童音乐治疗的研究队伍中来，探索出更好的音乐治疗方法，促进听障儿童的康复。

本书得以顺利完成，要感谢很多帮助和支持我们的人。首先感谢北京市残疾人康复服务指导中心的各位领导对于进行听障儿童音乐治疗的课题研究、临床实践以及书籍出版的大力支持。同时，感谢中国音乐治疗学会崔勇理事长、中国残疾人康复协会听力语言康复专业委员会梁巍主任、中央音乐学院音乐治疗中心刘明明主任在百忙之中为我们审稿和修改。特别感谢刘明明主任为本书著序。最后，感谢所有康复中心的家长对于我们音乐治疗工作的支持，您们的支持和肯定是我们最大的动力。

参考文献

1. 美国音乐治疗协会官方网站 http://www.musictherapy.org/about/quotes/

2. Kenneth E. Bruscia. *Defining Music Therapy*. Barcelona Publishers.

3. 村井靖儿. 音乐疗法的基础（日文版）. 音乐之友（出版）社, 2005: 51 – 53.

4. Danie J. Schneck and Dorita S. Berger. *The Music Effect – Music Physiology and Clinical Applications*. 128 – 129.

5. Thaut, M. H. *Rhythm, Music, and the Brain*. New York & London: Taylor and Francis Group. 2005.

6. 中国聋儿康复研究中心. 胡向阳. 龙墨. 刀维洁. 卢晓月. 听障儿童全面康复. 北京科学技术出版社, 2012.

7. 陈洛婷. 音乐治疗临床实务. 全华图书股份有限公司, 2014: 58.

图书在版编目（CIP）数据

听障儿童的音乐治疗 / 王芳菲，唐瑶瑶编著. -- 北京：华夏出版社，2017.7

（特殊儿童音乐治疗丛书））

ISBN 978-7-5080-9221-8

Ⅰ.①听… Ⅱ.①王… ②唐… Ⅲ.①听力障碍－儿童－音乐疗法 Ⅳ.①R764.430.5

中国版本图书馆 CIP 数据核字(2017)第 134936 号

听障儿童的音乐治疗

主　　编	刘　洋
编　　著	王芳菲　唐瑶瑶
特约审稿	梁　巍　崔　勇　刘明明　李　冰
插图制作	洪　睿
责任编辑	刘淑兰

出版发行	华夏出版社
经　　销	新华书店
印　　刷	北京金吉士印刷有限责任公司
装　　订	北京金吉士印刷有限责任公司
版　　次	2017 年 7 月北京第 1 版　2017 年 7 月北京第 1 次印刷
开　　本	670×970　1/16 开
印　　张	9.5
字　　数	100 千字
定　　价	35.00 元

华夏出版社　地址：北京市东直门外香河园北里 4 号　邮编：100028
网址：www.hxph.com.cn　电话：(010) 64663331（转）
若发现本版图书有印装质量问题，请与我社营销中心联系调换。